Generis

PUBLISHING

AF440981

Hypercholestérolémies en médecine interne

El Hassane Paul Hassana SIDIBE

CIP a Camerei Naționale a Cărții

Sidibe, El Hassane Paul Hassana

Hypercholestérolémies en médecine interne / El Hassane Paul Hassana Sidibe – Chişinău : Generis Publishing, 2020 (Print on demand). – 91 p. : tab.

ISBN: 978-9975-3348-6-0

612.397:616.1/.8

S 53

Cover Image: www.pixabay.com

Online orders: www.generis-publishing.com
Orders by email: info@generis-publishing.com

CHAPITRE I : INTRODUCTION

Malgré des causes extrathyroïdiennes notamment génétiques peuvent lui être trouvées, l'hypercholestérolémie est fréquemment retrouvée dans l'hypothyroïdie : pour WATANAKUNAKORN et Collaborateurs(**381**) le taux dépasse 2,50 g/l dans 81,5% de leurs 228 cas d'hypothyroïdie. BLOOMER et KYLE(**51**), dans une série de 76 hypothyroïdiens retrouvent 84% de cas de cholestérolémie supérieure ou également à 2,90 g/l. Cette hypercholestérolémie s'associe souvent à un hypercarotininémie.

Plusieurs auteurs dont LABADIE(**216**), BASTENIE(**31**), RIF KIND(**310**), LEVU R.(**229**) reconnaissent reconnu une association entre hyperlipoprotéinémie (type II et IV de FREDERICKSON) et hypothyroïdie même si la nature et la fréquence de celle-ci sont incertaines. Il faut émettre cependant une réserve : la plupart des chercheurs dans le domaine des lipides n'ont exclu l'hypothyroïdie qu'à partir des seuls tests conventionnels, alors que les formes frustes et asymptomatiques ne peuvent être écartées sur ces bases.

Enfin, si chez le sujet âgé, la cholestérolémie s'élève jusqu'à l'âge de 65 ans pour chuter par la suite, même en l'absence de malnutrition ou d'insuffisance hépatique, l'hypothyroïdie fréquente à cet âge constitue un facteur d'hypercholestérolémie (60% des cas).

<u>Tableau n.VI</u> : Hypercholestérolémie et hypothyroïdie

CHOLESTÉROLÉMIE	WATANAKUNAKURN (1965) - 400 cas(**381**)	BLOOMER et KYLE (1959) - 79 cas(**51**)
Supérieure à 2,90 g/l		84%
Supérieure à 2,50 g/l	81,5%	

L'hypercholestérolémie entre 3 et 4,5 g/l est souvent pure, caractérisée par un sérum clair, une triglycéridémie inférieure à 1,5 g/l. Elle se différencie de la forme familiale héréditaire où il peut exister des xanthomes.

Plus rarement, l'hypercholestérolémie est mixte avec un sérum à jeun trouble et hypertriglycéridémie peu réversible au traitement d'où un rapport triglycéridémie sur cholestérolémie qui s'élève sous hormonothérapie thyroïdienne.

Quant à l'hypertriglycéridémie, elle existe dans 60% des cas. Au plan pathogénique, l'insuffisance thyroïdienne latente faciliterait chez des sujets génétiquement prédisposés, l'apparition de l'hyperlipoprotéinémie(**23**).

De ce fait, les tests thyroïdiens doivent être prescrits devant les hyperlipoprotéinémies acquises inexpliquées (58).

b-3- <u>La radiographie du coeur</u>

Elle trouve une cardiomégalie dans 80 à 90% des hypothyroïdies ; le coeur est peu battant avec des contractions d'amplitude minimale, de volume considérable symétrique et débordant à droite de façon très importante ; l'angle cardiophénique est effacé et le pédicule vasculaire très raccourci. Le gros coeur est comparé à un coeur de bovin, à une bonbonne, un ballon de rugby, un bloque à tabac(**57**).

b-4- <u>L'électrocardiogramme</u>

Il montre des altérations du "tracé" concordantes et diffuses(**100, 110**) associant : un microvoltage donnant l'aspect d'un "tracé mis au fer à repasser", un sous décalage de ST, un allongement des espaces P.R. et Q.T. et une onde T plate ou négative.

WATANAKUNAKORN et Coll.(**381**) trouvent une bradycardie et un bas voltage associé à des ondes T plates inversées chez 36,25% de ses cas d'hypothyroïdie alors que BLOOMER et KYLE(**51**) retrouvent 93% de tracés évocateurs dans une série personnelle.

b-5- <u>L'échocardiographie</u>

Dans la série de RIVIERE(**311**) portant sur 27 sujets :

- 70% des sujets présentaient un épanchement péricardique participant à la cardiomégalie réversible sous traitement hormonal ;
- le volume cardiaque diminue sous traitement même en l'absence de cardiomégalie antérieure ou même d'épanchement ; lequel volume serait lié à la masse ventriculaire ;
- une très importante atteinte de la relaxation myocardique existe.

D'autres auteurs ont insisté sur la cardiomyopathie réversible de l'hypothyroïdie(**323**) caractérisée par une hypertrophie obstructive septale asymétrique avec ou sans d'autres modifications échocardiographiques(**296**).

En résumé, le bilan de retentissement de l'hypothyroïdie périphérique montre très souvent un allongement de l'achillogramme, une hypercholestérolémie avec ou sans hypertriglycéridémie, une cardiomégalie et des troubles électrocardiographiques dits "compatibles avec une hypothyroïdie".

a.4-3. <u>Manifestations musculaires</u> (Tableau III)

Elles rentrent dans le cadre des pseudomyopathies d'origine métabolique et endocrinienne(**76**). Rarement isolées, elles peuvent cependant être révélatrices de l'hypothyroïdie lorsque des douleurs "rhumatismales" s'avérant d'étiologie incertaine(**139**), conduisent à la recherche d'une hypothyroïdie.

La classification des désordres musculaires au cours de l'hypothyroïdie(**7**) permet de distinguer les quatres formes suivantes : la forme pseudomyotonique, la forme hypertrophique, la forme atrophique et la forme mineure.

- La forme pseudomyotonique réalise le syndrome d'HOFFMANN ; d'observation exceptionnelle et caractérisé par un retard de la décontraction musculaire(**7**) ; un enraidissement à recrudescence nocturne ; l'aspect peut être pseudoathlétique (masses musculaires saillantes) contrastant avec une réponse musculaire faible de type pseudomyotonique à laquelle s'ajoutent un allongement du réflexogramme et surtout une absence de rafale et de potentiel électrique à l'électromyogramme(**209, 85**).

- La forme hypertrophique est surtout retrouvée chez l'enfant dans l'hypothyroïdie congénitale, réalisant alors le syndrome de Debré SELEMAIGNE ; elle peut se voir cependant chez l'adulte ; elle se manifeste par une hypertrophie des masses musculaires saillantes avec morphotype de "malabar"(**57**) mais ici manque le phénomène myotonique.

- La forme atrophique quant à elle est plus rare(**5**) de topographie rhizomélique, elle se caractérise par une faiblesse musculaire avec parésie des membres inférieures sans myotonie, la marche et la station debout pouvant être perturbées. Enfin à cette myopathie peut s'associer un ptosis palpébral bilatéral sévère(**153**).

- Le dernier type de pseudomyopathie thyroïdienne est caractérisé par l'association de crampes et de douleurs observée dans 10,5%(**381**) à 72% des cas d'hypothyroïdie avec parfois soit une simple fatigue ou maladresse inhabituelle, soit une faiblesse musculaire retrouvée dans 34 à 44% des cas(**7, 51**).

Ces symptômes quand ils sont isolés et mineurs passent inaperçus ou ne sont pas rattachés à leur vraie cause, à l'autre extrême la pseudomyopathie peut être à l'origine d'une dépression respiratoire par atteinte des muscles intercostaux à laquelle s'ajoute une instabilité des centres respiratoires source d'hypoventilation alvéolaire**(253)**.

Sur le plan paraclinique, on s'est attaché aux études électriques, enzymologiques et histologiques de ces myopathies.

L'électromyogramme a révèle une diminution de la durée et de l'amplitude des potentiels d'action et une augmentation des potentiels polyphasiques.

L'étude enzymologique met en évidence une créatinine kinase sérique élevée**(109)** (test diagnostique sensible**(352 ; 356)** ; une lacticodéshydrogénase et des transaminases sériques élevées et se normalisant sous opothérapie**(181)**.

A l'histologie, on constate une modification nucléaire du sarcolemne signe le plus constant, avec augmentation du nombre des noyaux et migration nucléaire vers l'intérieur du sarcolemne ; la taille des fibres est modifiée dans le sens d'une atrophie ou d'une hypertrophie ; dans de rares cas, l'infiltration lymphoplasmocytaire ou macrophagique est associée.

Le résultat du traitement par les hormones thyroïdiennes qui est spectaculaire sur les manifestations cliniques de la pseudomyopathie n'apporte au contraire aucune modification sur le plan histologique.

Dans la pathogénie des pseudomyopathies thyroïdiennes, la dégénérescence nerveuse ne joue aucun rôle**(280)**. On constate par contre une augmentation du potassium intracellulaire associé à une infiltration mucineuse expliquant la diminution de l'excitabilité. En fait, les données actuelles sur les désordres musculaires survenant au cours des dysfonctionnements thyroïdiens**(336)** réflètent la pauvreté des connaissances concernant les mécanismes d'action des hormones thyroïdiennes au niveau des muscles. Les récents travaux sur les plaques motrices, l'aspect terminal des neurones moteurs et l'électrophysiologie des membranes cellulaires sont en faveur de la mise en jeu d'un facteur intermédiaire trophique neuronal**(306)**.

1.3- <u>Les manifestations cardiaques</u> : <u>Le coeur myxoedémateux</u>

Elle se caractérise par la latence : marquée par l'absence de dyspnée habituellement bien que des syncopes puissent être observées**(323)**.

A l'examen, le choc de pointe est difficile à localiser ; les bruits du coeur sont assourdis, la bradycardie est entre 50 et 60 battements par minute ; enfin il n'y a pas de signe d'insuffisance cardiaque (cyanose, oedèmes périphériques avec gros foie).

Ces manifestations sont directement liées à l'hypothyroïdie et ne sont réductibles que par l'opothérapie. Elles relèvent d'un triple mécanisme lésionnel.

- Dilatation des cavités cardiaques (myocardie de Laubry) liée à la richesse du myocarde en récepteur des hormones thyroïdiennes qui agissent directement et indirectement par les catécholamines.

- Oedème mucoïde basophile, vacuolisation importante, dissociation de la structure myocardique entraînant un épaississement des parois décelables à l'échocardiographie.

- Epanchement péricardique fréquent.

3.2- <u>Les complications cardiovasculaires</u> (Tableau n. VIII)

L'atteinte cardiaque quasi constante mais souvent latente au cours de l'hypothyroïdie peut aboutir à une insuffisance cardiaque et/ou à une insuffisance coronarienne.

- L'insuffisance cardiaque est de fréquence diversement appréciée. KARTUN(203), la trouve exceptionnelle alors que WATANAKUNAKORN et Coll.(381) l'a trouvé dans 10,5% des cas.

La dyspnée peut manquer dans certains cas ; une cyanose et un oedème permanent des membres inférieurs sensibles seulement à l'hormonothérapie caractérisant cette insuffisance cardiaque.

<u>Tableau n.VIII</u> : Manifestations cardiovasculaires du myxoedème

SIGNES ET SYMPTÔMES	WATANAKUNAKORN (381) Série de 400 cas		KARFUN(203) - Série de 370 cas		BLOOMER et KYLE(51) Série de 80 cas		R.H.WILLIAMS(387) Série de 100 cas
	Nombre cas	%	Nombre cas	%	Nombre cas	%	%
Eradypnée	77	19,25%					
Hypertension	72	18,00%					
Bradycardie	55	13,75%	35	50%			
Dyspnée	50	12,50%					55%
Insuffisance cardiaque Contive	42	10,50%		rarissime			
Angine de poitrine	33	8,25%	8	11,4%			
Epanchement pleural	16	4,00%					

Infarctus myocardique	14	3,50%	2	2,8%			
Hypotension	3	0,75%					
Epanchement péricarde	2	0,50%					
Insuffisance vasculaire Périphérique	1	0,25%					
E.C.G. compatible	145	36,25%	52	74 %	38/41	93%	
Mort subite			1	1,4%			
Cardiomégalie			29	41 %			
Précordialgies							25%
Palpitations							31%

- L'insuffisance coronarienne a des rapports avec l'hypothyroïdie : certes l'incidence de l'infarctus ne semble pas augmentée par l'hypothyroïdie mais le myxoedème est considéré comme facteur athérogène(316) : en effet, l'âge fonctionnel des artères de l'hypothyroïdien dépasse d'une décennie les valeurs normales(301).

D'un autre côté, chez 30% des coronariens, on trouve des auto-anticorps antithyroïdiens.

Enfin, alors que l'athérome coronarien est retrouvé seulement dans 45% des cas dans la population des normothyroïdiens, 84% des sujets hypothyroïdiens en sont atteints(316). On pouvait donc affirmer que l'hypothyroïdie aggrave sinon créait une insuffisance coronarienne probablement par l'intermédiaire de l'hyperlipoprotéinémie, l'anoxie et la baisse du débit cardiaque (316).

Toutefois, cette insuffisance coronarienne était compensée par une diminution de la consommation en oxygène et une résistance aux catécholamines liée à l'hypothyroïdie(316).

Sur le plan clinique, l'insuffisance coronarienne, latente dans la majorité des cas, peut cependant se manifester soit sous forme d'angor d'effort ou d'état de mal angineux retrouvé dans près de 10% des cas(381) soit franchement sous forme d'infarctus du myocarde(381).

Enfin, une mort subite est retrouvée dans 1,4% des cas selon KARTUN(203).

- Les troubles conductifs consistent en gloc auriculo-ventriculaire du 1er degré, bloc de branche incomplet gauche ou droit, en hémibloc antérieur gauche.

Ces troubles malgré l'action dromotrope positive des hormones thyroïdiennes persistent après le traitement (316).

2. LES FORMES SYMPTOMATIQUES

Les formes patentes étant déjà décrites, vont être exposées les formes frustes dites paucisymptomatiques et les formes asymptomatiques.

2.1- **Les formes frustes paucisymtomatiques**

Aspects dégradés de l'hypothyroïdie, ces formes revêtent un intérêt diagnostique très important et d'actualité**(233 ; 72 ; 144 ; 87)**.

- <u>Manifestations cliniques des formes paucisymptomatiques</u>

L'asthénie surtout matinale, physique et intellectuelle, paraît inexpliquée et résistante aux multiples traitements symptomatiques ; elle s'accompagne de crampes musculaires précoces de prédominance nocturne et siégeant aux membres et d'enraidissement périarticulaire. A ces signes quasi constants peuvent s'ajouter une frilosité et une constipation chez la femme en activité génitale, des ménorragies par insuffisance lutéale ou au contraire une aménorrhée peuvent être observées.

L'examen physique met en évidence tout au plus un discret oedème palpébral isolé ou bien une prise de poids de quelques kilogrammes pouvant s'accompagner d'un oedème du dos de la main et de cheveux secs et cassants.

Ces formes frustes sont très souvent méconnues : seules les données biologiques permettent d'évaluer leur fréquence élevée et de les intégrer dans les classifications actuelles.

2.2. **Formes asymptomatiques**

Ce sont des hypothyroïdies infracliniques survenant chez des sujets qui, par définition, ne sont affectées par aucune manifestation clinique d'insuffisance thyroïdienne**(233 ; 144)**.

La découverte est faite le plus souvent à l'occasion d'examens de laboratoire mis en route pour des raisons diverses parmi lesquelles on pouvait citer :

- les recherches étiologiques d'une ophtalmopathie de type basedowien isolée, d'une cardiopathie ischémique, d'une hypercholestérolémie pure ou mixte...

-   l'exploration systématique d'un goitre d'apparence simple, de sujets dans la famille desquels a été constaté une thyréopathie ou des enquêtes endocriniennes devant une pelade et/ou un vitiligo.

L'étude des examens paracliniques dans ces formes asymptomatiques fournit l'occasion d'une étude critique des tests biologiques thyroïdiens qui sont indispensables tant au diagnostic positif qu'au diagnostic topographique qui du reste sont souvent faits en même temps.

Selon leur valeur discriminative, les explorations paracliniques ont été réparties en trois groupes par EVERED et HALL**(116)**.

2.2-1- <u>Les tests de la fonction thyroïdienne pour le diagnostic positif</u> (Tableau n. XI)

Ils comprennent les examens suivants :

a- La courbe de fixation :

normalement avec l'iode 131, les taux de fixation sont de : 30 à 40% à la 24ème heure.

Dans l'hypothyroïdie, le taux de fixation maximale est inférieur à 10% jusqu'à la 24e heure en dehors de toute surcharge iodée qui aussi peut l'abaisser.

Selon WATANAKUNAKORN et Coll.**(381)**, dans 95,4% de leur cas, le taux à la 24ème heure est inférieur à 15%, considéré par lui comme la limite inférieure normale.

Toutefois, ce test présente l'inconvénient d'être agressif du fait de l'irradiation qui la contrindique chez la femme enceinte ou qui allaite.

b- Le Protein Bound Iodine (PBI) : Elle mesure dans le sang :

-   La thyroxine, la triothyroxine, la mono et la diiodothyroxine,
-   l'iode inorganique,
-   et les iodoprotéines (thyroglobuline et iodoalbumine)

DUSSAULT**(105)** a situé le taux normal entre 4 et 8 g%.

WATANAKUNAKORN**(381)** après avoir, sur une population de 355 individus euthyroïdiens, a établi que le taux normal de la PBI se situe entre 3,5 et 8 mg pour 100 ml, et a montré 97,7% de ses 400 malades hypothyroïdiens ayant des taux inférieurs à 4 pour 100 ml**(381)**.

BLOOMER et KYLE(**51**) ont trouvé la PBI abaissée dans 98% des cas pour des limites normales situées entre 3,0 à 7,5 g pour 100 ml.

Actuellement, ce dosage chimique de fiabilité limitée puisque sensible aux contaminants iodés a été supplanté par les dosages immunologiques.

c- La triiodothyronine sérique (radioimmunologique)

Son taux normal est de 80 à 200 ng/100 ml.

Elle s'abaisse franchement au-dessous du taux normal dans la forme patente mais est de valeur diagnostique limitée dans l'hypothyroïdie car un abaissement isolé de la T3 peut se voir en dehors de ce syndrome. La T3 varie en fonction du métabolisme périphérique de déiodisation (80% de la triiodothyronine proviennent de la thyronine).

Tableau n.X : Test à la thyréostimuline releasing hormone chez le sujet normal

Auteurs	Doses de TRH intraveineuse	Heures de pic de TSH	Taux de TSH mU/ml	Heure de normalisation de la TSHémie
NEGOESCU(**275**) 1975	200 U	20e minute	Hausse de 12,2 ± 5	60e minute
LAMBERG(**217**)	200 U	20e minute	Hausse de 12,2 ± 8	60e minute
E.M. GOLD(**138**)1977	500 U	30e minute	TSHémie X 3 (triplée)	
GORDIN(**143, 144**) BASCHEIRI(**23**)	200 U	15e à 20e minute	Hausse de 5 à 27	60e à 120e minute
WILKINS(**388**) 1979	200 U	20e à 30e minute	-	-
TUNBRIDGE(**370**)1978	200 U	20e minute	Hausse de 10 ± 4,8	
DUSSAULT(**105**)1976	200 U		Hausse de 100%	

Ces variations s'étaient fait de façon inverse à celle de la Reverse T3(**73**) qui était métaboliquement inactive(**300**).

Diverses maladies chroniques ou aiguës(**39 ; 62 ; 74**) pouvaient abaisser le taux de T3 par ce mécanisme d'adaptation.

Par ailleurs, le taux de T3 libre (T3 non lié à la protéine de transport) était de peu d'intérêt dans le diagnostic pratique de l'hypothyroïdie.

d- La tétraiodothyronine sérique radioimmunologique

Le taux normal de la T4 est selon MURRHY-PATTEE et Coll.**(269)** compris entre 4,0 et 11,0 m/100 ml. Ce taux s'abaisse souvent de façon nette dans l'hypothyroïdie et a une grande valeur diagnostique.

Néanmoins, la thyroxine, liée en grande partie à la thyroxin Binding protein qui augmente pendant la grossesse et lors de la prise de contraceptifs oraux, subit les mêmes variations que sa protéine transporteuse. Ce inconvénient était contourné par la mesure du test de transfert appréciant le pourcentage de sites libres de la protéine transporteuse et qui permet de définir l'index de thyroxine libre qui est indépendant des fluctuations de la protéine transporteuse mais variable selon les laboratoires**(358 ; 200)**.

e- L'index de thyroxine libre (radioimmunologique)

Il ne constitue pas un dosage vrai de la thyroxinémie libre mais l'expression du produit (ou du quotient du T3 test et de la T4).

Les chiffres normaux varient selon les techniques de chaque laboratoire. Ils sont compris entre 1,3 et 3,2 avec une moyenne de 1,4 au laboratoire de Biophysique de Dakar. Cet index est abaissé dans l'hypothyroïdie.

f- La thyroxinémie libre

Son dosage radioimmunologique est de peu d'intérêt dans l'hypothyroïdie. Cependant, dans certaines formes infracliniques, la thyroxinémie globale peut être abaissée alors que la thyroxinémie libre est normale du fait de la perturbation de la liaison de l'hormone à sa protéine transporteuse par un inhibiteur plasmatique**(202)**. Les valeurs normales de la thyroxinémie libre sont comprises entre 1,1 et 2,2 ng/100 ml**(105)**.

2.2-2- <u>Les tests explorant le retentissement du déficit thyroïdien sur les tissus périphériques</u>

Ils sont déjà décrits dans la forme patente.

2.2-3- <u>Les éléments du diagnostic topographique</u>

Ils comprennent des tests statiques et dynamiques.

a- Les tests statiques

Ils se résument au dosage de la thyréostimulinémie et les changements dans l'axe neuroendocrinien hypothalamopituitaire. Il existe deux méthodes de dosage.

- L'ancienne méthode biologique**(247 ; 248)** qui donne des taux variant normalement entre 17 et 33 milliunités/ml. Actuellement, ce test biologique a été supplanté par la méthode radioimmunologique.

- La thyréostimulinémie basale radioimmunologique : il s'agit d'un index très sensible au déficit périphérique en hormones thyroïdiennes reflétant la sensibilité des cellules hypophysaires par le biais du feed back**(116 ; 117)**. Par cette méthode, les taux normaux se situent à 1,6 $\pm$ 0,8 mU/ml**(164).**

La limite supérieure de la thyréostimulinémie est variable selon les auteurs :

-        4 U/l pour HALL et EVERED**(165)** ;
-        7 U/l pour SLINGERLAND**(348)** ;
-        8 U/l pour FOURNIER**(132)**.

Chez le sujet âgé, la thyréostimulinémie est un peu plus élevée que chez l'adulte**(254)**.

Dans l'hypothyroïdie périphérique, la thyréostimulinémie s'élève au-delà de 15 micro u/ml.

Cependant, l'étude critique de l'élévation de la thyréostimulinémie basale en dehors de toute hypothyroïdie mérite d'être connue : en effet, la thyroxinémie et la triiodothyroninémie peuvent être abaissées ensemble par la présence d'autoanticorps antithyroïdiens et la thyréostimulinémie reste modérément élevée sans qu'il n'y ait d'hypothyroïdie**(233)**.

D'autre part, une manifestation discrète d'hypométabolisme associée à une thyréostimulinémie augmentée alors que le fonctionnement thyroïdien est normal ainsi que la triiodothyroninémie et la thyroxinémie, peut correspondre à des cas familiaux de résistance tissulaire aux hormones thyroïdiennes par déficit de la fixation de la triiodothyronine sur le noyau cellulaire(**285 ; 286**).

En outre, la thyréostimulinémie basale peut être élevée mais faussement pour des raisons techniques en cas de présence d'anticorps hétérophiles(**233**). De plus WEINTRAUB et Coll.(**382**) ont signalé une "sécrétion inappropriée" de thyréostimuline et FAGLIA(**382**) une hyperthyréostimulinémie sans activité biologique dans certaines affections hypophysaires.

Enfin, la thyréostimulinémie chez le malade à la fois hypothyroïdien et addisonnien, s'élève, d'une part du fait du déficit en hormones thyroïdiennes périphériques et d'autre part du fait du déficit en glucocorticoïde responsable également de l'inflation en thyréostimuline.

Cette hausse est en effet réversible par le traitement substitutif glucocorticoïde.

En conclusion, l'élévation de la thyréostimulinémie doit être interprétée en fonction de la clinique.

b- Les tests dynamiques

b-1 <u>Le test de stimulation à la thyréostimuline</u>

L'injection de 100 u par jour, durant trois jours, de thyréostimulinémie permet de mettre en évidence une glande thyroïdienne non stimulable.

Le taux basal de fixation du radioiode est inférieur à 10% à la 60ème heure(**44**) et n'atteignait pas 35% comme dans le cas d'une glande thyroïdienne normale(**105**). Mais malgré sa grande valeur discriminative, ce test a l'inconvénient d'être fait in vivo, donc source d'irradiation ; ce qui le contrindique chez la femme enceinte ou allaitante.

b-2 <u>Le test de stimulation à la thyréostimuline Releasing hormone (TRH)</u> Tableau n. XI)

Il sensibilise le dosage de la TSH basal mais n'est presque jamais utilisé dans le diagnostic de l'hypothyroïdie patente.

Il n'est indiqué que quand la thyréostimulinémie basale est limite, donc entre 5 et 15 U/ml.

Le principe du test est l'injection intraveineuse de 200 u de TRH suivie d'un dosage autour de la 20e minute du pic de thyréostimuline post stimulative qui doit se normaliser vers la 60e minute.

Le pic de la 20e minute est normalement compris entre 5 et 25 mU/ml.

Il n'y a pas de différence entre le sujet âgé et le sujet jeune en ce qui concerne ce test(**46**).

En cas d'hypothyroïdie périphérique avec thyréostimuline limite comprise entre 5 et 15 U/ml, la réponse post stimulative est explosive à la 20e minute et comprise entre 38 et 53 U/ml(**275 ; 290**) avec une moyenne supérieure à 30 U/ml(**217**), suivie d'une normalisation bien au-delà de la 60e minute.

Il existe des formes asymptomatiques d'hypothyroïdie à thyréostimulinémie basale normale ou peu élevée : cette éventualité a lieu dans 2/3 des cas ; avec le test à la Thyréostimuline Releasing Hormone, le taux de thyréostimuline post stimulative est souvent élevé(**217**).

Enfin, au cours du traitement de l'hypothyroïdie périphérique, ce test pouvait constituer un élément de contrôle de l'équilibre hormonal thyroïdien(**214**).

<u>Tableau n.XI</u> : **Valeurs normales des tests thyroïdiens in vitro du service central de Médecine Nucléaire du C.H.U. de Dakar**

Thyroxine totale sérique (T4 - RIA)	5,5 à 11,5 g pour 100 ml
Iode thyroxinien	3,5 à 7,5 g pour 100 ml
T3 test (TRIOSORB)	25 à 35%
Index de thyroxine libre	1,5 à 3,4
Triiodothyronine (T3 RIA)	60 à 200 ng/100 ml

Thyroxine Binding Globulin(TBG - RIA)	13 à 25 ng/ml
Rapport T4 / TBG	2,2 à 8,8
Thyréostimuline (TSH - RIA)	Inf. à 3 ng/ml

b-3 <u>La classification bioclinique de l'hypothyroïdie périphérique</u>

A côté des différentes formes symptomatiques et évolutives, les tests biologiques ont individualisé des stades purement biologiques (Tableaux n. XII, XIII, XIV).

Les formes biocliniques peuvent être définies par la correspondance entre une forme clinique et un ou des stades biologiques. Ainsi, on a distingué la forme patente stade I, la forme paucisymptomatique ou stade II, les formes asymptomatiques dites stade III et IV.

b-3.1- <u>La forme patente ou stade I</u>

- Les critères cliniques sont :

a-   un syndrome d'hypométabolisme ;

b-   un syndrome cutanéomuqueux complet ;

c-   un ou plusieurs syndromes viscéraux : cardiovasculaires, ostéoarticulaires, rhumatismales, musculaires, digestives, hématologiques.

- Les critères biologiques sont constants :

a-   une thyroxinémie basse ;

b-   une triiodothyroninémie basse ;

c-   une thyréostimulinémie élevée ;

d-   un test à la thyréostimuline releasing hormone positif, mais qu'il n'a pas été utile de pratiquer.

b.3.2- <u>Les formes paucisymptomatiques</u>

- Les critères cliniques sont discrets et peu évocateurs :

a-   asthénie ;

b-   engourdissement ;

c-   frilosité ;

d-   constipation ;

e-   oedème palpébral ;

f-   prise de poids discrète.

<u>Tableau n.XII</u> : **Tableau récapitulatif des formes biocliniques de l'hypothyroïdie périphérique (LINQUETTE 1981) (233)**

Formes cliniques de l'hypothyroïdie	Stades biologiques	Triiodothyroni- T3 sérique	Thyroxine T4 sérique	Thyréostimuline TSH sérique	Test à la TRH
Patentes	I	abaissé	abaissé	élevé	+
Paucisymptomatiques	II	normal	abaissé	élevé	+
Asymptomatiques	III	normal	normal	élevé	
	IV	normal	normal	normal	+

Tableau n.XIII :   **Circonstances de découverte des différentes formes cliniques de l'hypothyroïdie périphérique (EVERED et Coll.) (117)**

Formes cliniques (62 cas)	Circonstances de découvertes	Fréquence
Patente (21 cas)	Asthénie + Frilosité + Acroparesthésie + Prise de poids + Constipation + Raucité de la voix(21 cas)	100 %
Paucisymptomatique (19 cas)	Asthénie (11 cas)	57,7%
	Peau sèche ou Constipation ou Perte de cheveux ou Goitre discret ou Vitiligo ou Maladie autoimmune ou Dysthyroïdie familiale (8 cas)	42,2%
Infracliniques (22 cas)	Goitre discret familial (6 cas)	27,2%
	TSH systématique (10 cas)	45,5%
	Ophtalmopathie dysthyroïdienne isolée (5 cas)	22,7%
	Vitiligo (1 cas)	4,6%

Tableau n.XIV :   **Valeurs moyennes des examens paracliniques dans les différentes formes cliniques d'hypothyroïdie périphérique (177)**

Formes Cliniques	T3 g/100 ml	ITL	Réflexogramme achilléen m.s	% d'ECG compatible avec une hypothyroïdie	Cholestérol sanguin mg/100 ml	% TSH test négatif	TSH sérique basale mU/ml	TSH sérique après TRH test mU/ml
Témoins	1,26± 0,23	4,9±1,2	-	-	231 ± 48	-	1,77 ± 0,6	13,2 ± 4,7
Infracliniques (2 cas)	1,33± 0,59	4,9±1,2	308 ± 35	28%	275 ± 85	23%	17,2 ± 1,1	63,3 ± 23,9
Paucisympto-matiques (19 cas)	1,08±35	4,0±0,8	303 ± 61	39%	267 ± 46	50%	91,0 ± 63,1	169 ± 98,1
Patentes (21 cas)	0,55± 0,38	2,6±1,4	421 ± 123	60%	332 ± 87	-	-	-

- Les critères biologiques ont permis malgré la discrétion des signes de retrouver soit les caractères biologiques du stade I comme déjà décrit, soit ceux du stade II associant :

a-   thyroxinémie abaissée ;
b-   triiodothyroninémie normale
c-   thyréostimulinémie élevée ;
d-   thyreostimulin releasing hormone test positif mais qu'il est inutile de pratiquer.

2.3- <u>Les formes asymptomatiques</u>

- Les critères cliniques sont caractérisées par l'absence de manifestations cliniques.
- Les critères biologiques sont caractérisés par 2 stades.

* Le stade II qui associe :

a-   une thyroxinémie normale ;
b-   une triiodothyroninémie normale ;
c-   une thyréostimulinémie élevée ;
d-   un test à thyréostimuline releasing hormone positif mais qu'il est inutile de pratiquer.

* Le stade IV qui associe :

a-   une thyroxinémie normale ;
b-   une triiodothyroninémie normale ;
c-   une thyréostimuline normale ;
d-   un test à la thyréostimuline releasing hormone positif qu'il est indispensable de pratiquer.

En résumé, les formes cliniques de l'hypothyroïdie périphérique comportent les formes associées, au diabète, à la rétraction corticale surrénaline, à la maladie de Biermer et l'exceptionnelle pantéléoendocrinose de Guinet, formes toutes réputées d'origine autoimmune, à côté des formes associées au mongolisme et enfin les formes symptomatiques.

Ces formes patentes, frustes et infracliniques sont à la base d'une classification bioclinique des hypothyroïdies périphériques.

NOS OBSERVATIONS AU CENTRE HOSPITALIER UNIVERSITAIRE DE DAKAR DE LA REPUBLIQUE DU SENEGAL.

CHAPITRE II : ETUDE DE NOS CAS

I- METHODES ET MATERIELS

A- <u>METHODES</u>

Nous avons considéré comme hypothyroïdiens les sujets présentant:

- soit un tableau clinique patent (stade I de BASTENIE) sans les autres critères paracliniques qu'il n'a pas été possible d'obtenir : 1 cas ;

- soit des signes cliniques associés à un ou plusieurs signes paracliniques (courbe de fixation, cholestérolémie, réflexogramme achilléen, électrocardiogramme) compatibles avec le diagnostic d'hypothyroïdie : 11 cas ;

- soit un tableau clinique et paraclinique associant aux éléments ci-dessus des signes d'hypohormonémie (iodémie hormonale, iodémie thyroxinienne, triiodothyronine sérique, thyroxinémie, index de thyroxine libre sérique) : 12 cas.

Les critères du diagnostic topographique d'hypothyroïdie périphérique ont été les suivants:

- 1- une évidence clinique basée sur :

- a - soit un myxoedème patent associé à une absence de corps thyroïde palpable : 11 cas,

- b - soit devant une thyroïdectomie ou un goitre : 8 cas.

- 2- une certitude paraclinique fondée sur une thyréostimulinémie élevée ou un test de Quérido négatif : 5 cas.

En résumé : le diagnostic d'hypothyroïdie a été retenu :

- soit sur des critères cliniques et hormonologiques : 12 cas ;
- soit sur des critères cliniques isotopiques et électrocardiographiques : 11 cas ;
- soit sur la base de la seule clinique.

Le diagnostic topographique d'hypothyroïdie périphérique se fonde sur la clinique dans 19 cas et sur la paraclinique dans 5 cas.

B- <u>MATERIEL</u>

Sur les bases ci-dessus, notre étude rétrospective a porté sur 24 cas d'hypothyroïdie périphérique de l'adulte observés de janvier 1969 à juin 1983, d'une part dans les services de Médecine Interne de l'Hôpital A. Le Dantec et de l'Hôpital Principal et d'autre part au Centre du diabète de Dakar comme le montre le tableau n. XXXI.

L'Hôpital A. Le Dantec a reçu dans 2 pavillons de Médecine Interne 20.780 malades dont 9.306 femmes et 11.474 hommes de janvier 1969 à juin 1983. Nous y avons colligé 4 cas d'insuffisance thyroïdienne périphérique et 19 cas d'hypothyroïdie centrale.

<u>Tableau n.XXXI</u> : Répartition et Prévalence de l'hypothyroïdie dans 3 hôpitaux de Dakar

Hôpitaux	Durée d'observation	Nombre d'hospitalisations	Hypothyroïdies périphériques		Hypothyroïdies centrales	
			Nombre de cas	Prévalence %	Nombre de cas	Prévalence %
A. Le Dantec	4,5 années	20.780	4	0,02%	19	0,09%
Principal	8 années	22.776	7	0,03%	6	0,02%
Centre du Diabète	3,75 années	2.218	13	0,58%	12	0,54%
Les 3 hôpitaux	4,5 années	45.774	24	0,05%	37	0,08%

A l'Hôpital Principal, de janvier 1975 à décembre 1982, soit en 96 mois,

22.776 malades ont été admis dont 7 cas d'insuffisance thyroïdienne périphérique. Notons qu'un nombre à peu près égal d'hypothyroïdie d'origine centrale (6) y a été admis.

L'Hôpital Abass NDAO, à ses consultations de Médecine Interne à prédominance diabétologique, endocrinologique et gastroentérologique, a reçu d'août 1979 à juin 1983, soit en 36 mois, 2.218 malades. Nous avons observé parmi eux, 13 cas d'insuffisance thyroïdienne primaire (dont 3 chez des diabétiques). ici aussi, nous avons observé un nombre à peu près égal de cas (12) d'hypothyroïdie centrale.

II - PRESENTATION DES 24 CAS

Les observations numérotées de 1 à 7 viennent de l'Hôpital Principal ; celles numérotées de 8 à 20 de l'Hôpital Abass NDAO et les 4 dernières (de 20 à 24) proviennent de l'Hôpital A. Le Dantec.

OBSERVATION N. 1

Madame Na Al., sage-femme de 38 ans ayant subi une lobectomie pour adénokyste thyroïdien à l'âge de 26 ans, consulte pour asthénie persistante.

L'asthénie remontait à six mois auparavant ; elle est à type de fatigue permanente d'évolution persistante. Outre cette fatigue, il existe un amaigrissement de 2 kg réduisant à peine une obésité de 86 kg, installée à la suite de 3 grossesses successives et d'une corticothérapie prescrite pour des raisons indéterminées.

Dans les antécédents existaient la notion de trois macrosomies foetales et celle d'un père diabétique obèse.

L'examen clinique retrouvait une obésité faciotronculaire importante avec "infiltration hydrolipopexique" de l'abdomen et des cuisses et des bourrelets thoraciques mais sans vergetures; la pression artérielle était à 14/8 et le pouls à 80 battements par minute ; enfin le reste de l'examen était strictement normal.

Les examens complémentaires révèlent :

- une courbe de fixation normale mais avec un taux maximal tardif (35% à la

48ème heure);

- à la scintigraphie thyroïdienne un seul lobe gauche actif ;

- un métabolisme basal diminué à moins de 23% ;

- une hypercholestérolémie à 3,2 g/l avec cholestérol estérifié à 2,1 g/l ;

- un microvoltage diffus à l'électrocardiogramme ;

- des 17 cétostéroïdes à 8,4 mg/24 heures ;

- une numération formule sanguine normale ;

- une uricémie normale à 49 mg/l ;

- et une glycémie normale à 0,80 g/l.

<u>Au total</u> : *hypothyroïdie primaire fruste, probable après lobectomie droite pour adénokyste thyroïdien.*

<u>Traitement reçu</u> : *Extraits thyroïdiens : 10 cg par jour.*

OBSERVATION N. 2

Monsieur Pa. A. Fa., 61 ans, ayant subi une radiothérapie cervicale en 1980 pour épithélioma de l'amygdale était hospitalisé deux ans après pour "mauvais état général".

L'interrogatoire était pauvre mais retrouvait une notion d'angor d'effort en 1981, traité aux dérivés nitrés retard et une constipation chronique réalisant un fécalome et s'accompagnant de douleurs abdominales diffuses vagues.

L'examen était normal et montrait une température à 36. 6, un poids à 54 kg, une pression artérielle à 14/9 et un pouls à 74 battements par minute ; le corps thyroïde n'était pas palpable.

<u>Les examens paracliniques</u> *retrouvent :*

- *une courbe d'hypofixation nette de l'iode 131 n'excédant pas 11 M durant les 48 heures ;*
- *une image homogène d'une thyroïde normale mais fixant peu l'iode 131 à la scintigraphie ;*
- *une iodémie hormonale à 2,4 mg pour 100 ml (normale entre 3,5 et 7);*

- *un réflexogramme achilléen normal à 280 millisecondes ;*
- *une uricémie élevée à 104 mg/l .*

Le reste du bilan est normal : cholestérolémie à 1,11 g/l, triglycéridémie à 0,59 g/l, coritolémie à 12,7 mg/ 100 ml et une glycémie à jeun à 0,93 g/l.

<u>Au total</u> :
1. *Hypothyroïdie primaire après radiothérapie cervicale pour épithélioma de l'amygdale opérée ;*
2. *Angor d'effort déjà connue et bien contrôlé par les dérivés nitrés ;*
3. *Hyperuricémie asymptomatique.*

<u>Traitement reçu</u> :

- *Hydrocortisone 20 mg/j puis à dose dégressive en 6 jours ;*
- *Extraits thyroïdiens de 5 cg : 1/2 cp par jour pendant 7 jours puis 1 cp par jour pendant la 2ème semaine et enfin 2 cp/jour,;*
- *Sotalol : 80 mg par jour.*

<u>Evolution</u>

Malade perdu de vue après sa sortie d'hôpital.

<u>Au total</u> :

1- *Hypothyroïdie périphérique après radiothérapie cervicale pour épithélioma de l'amygdale opéré ;*
2- *Angor d'effort ancien, traité aux dérivés nitrés ;*
3- *Hyperuricémie asymptomatique.*

<u>Traitement reçu</u> :

- *Hydrocartisone 20 mg par jours puis à dose dégressive en 8 jours ;*
- *puis Extraits thyroïdiens 45 cg :*
    1/2 comprimé par jours pendant 7 jours puis 1 comprimé par jour pendant la 2ème semaine; enfin, 2 comprimés par jour puis

relais par thyroxine X gouttes par jour ;

\-   *Sotalol 80 mg par jour.*

<u>L'évolution :</u>

Malgré une prise de poids, l'évolution était marquée par un équilibre relatif et une triglycéridémie à 0,59 g/l.

En outre, elle s'était compliquée d'une pneumonie franche lobaire inférieure droite aiguë résolutive sous pénicillinothérapie.

OBSERVATION N. 3

Monsieur Ma. Bo., 59 ans, sonrhaï, médecin, originaire de Tombouctou, est hospitalisé pour "polyalgies".

<u>L'anamnèse</u> *retrouve un "mal partout" associant cervicalgies, lombalgies, scapulalgies et gonalgies permanentes mais surtout nocturnes sans dérouillage matinal. Il s'y ajoute des acroparesthésies du membre supérieur droit.*

En outre, il existait une constipation chronique, une hypoacousie, un ralentissement des facultés intellectuelles avec diminution de la mémoire et lassitude.

<u>Les antécédents</u> *ne montrent rien de particulier, en dehors d'une notion de discret goitre à l'âge de 12 ans, ayant disparu progressivement.*

<u>L'examen somatique</u> *retrouvait une obésité à 102 kg, de type boudhique avec faciès en poire, parotidose bilatérale et tablier sous mentonnier ; les seins on un aspect de mamelles et le visage était figé ; la pression artérielle était à 15/10 et le pouls à 60 battements par minute. Le corps thyroïde n'était pas palpable. Le reste de l'examen était négatif en dehors d'une gêne des mouvements par l'obésité.*

<u>Les examens complémentaires</u> *révélaient :*

\-   *une courbe de fixation basse inférieure à 7% de la 3ème à la 24ème heure ;*

- *à la scintigraphie, une discrète activité au niveau de la glande thyroïde ;*
- *un métabolisme basal diminué à moins de 19% ;*
- *un tracé électrocardiographique bas volté ;*
- *et une cholestérolémie normale à 1,76 g/l.*

Le reste du bilan montrait une hyperuricémie à 160 mg/l, une accélération de la vitesse de sédimentation et un hémogramme normal.

<u>Au total</u>

1- *Hypothyroïdie périphérique probablement d'origine atrophique autoimmune.*
2- *Goutte polyarticulaire chronique.*

<u>Traitement reçu</u> :

Extraits thyroïdiens : 5 cg par jour
Régime sans sel.

<u>Evolution</u> : *malade perdu de vue après son exeat.*

OBSERVATION N. 4

Madame Bi. MB. âgée de 64 ans était hospitalisée en janvier 1982 pour défaillance cardiaque globale aiguë et des épigastralgies de survenue brutale.

Elle a été hospitalisée déjà à 2 reprises :

- La première fois en juillet 1980 pour infarctus antéroseptal du myocarde à expression douloureuse épigastrique, confirmé sur le plan biologique et électrique. Cet infarctus était survenu sur un terrain d'obésité, d'hypertension artérielle à 17/12 et d'hypercholestérolémie à 2,95 g/l ; il existait une constipation et le bilan radiologique montrait des bezoards gastriques.

En cours d'hospitalisation, était apparue une insuffisance cardiaque globale d'abord induite par des bétabloquants, puis récidivante et résolutive sous digitaliques.

- La deuxième hospitalisation en novembre 1981 était motivée par des gingivorragies sous anticoagulants ; il existait toujours une hypertension artérielle à 15/10, un pouls à 88 battements par minute ; l'auscultation cardiaque montrait un souffle systolique d'insuffisance mitrale fonctionnelle; il existait à la radiographie une cardiomégalie globale et l'électrocardiogramme confirmait la nécrose, antéroseptale séquellaire et un aspect récent de lésion sous-endocardique antéroseptale associée à un microvoltage diffus, un aplatissement diffus et concordant de l'onde T et un hémibloc antérieur gauche. Les taux de créatinine phosphokinases et de lacticodéshydrogénases étaient modérément élevés et les transaminases (SGOT) normaux.

L'observation d'un taux d'iodémie hormonale à 0,3 mg/ 100 ml n'a pas modifié l'attitude thérapeutique et en janvier 1982, la malade était réhospitalisée à nouveau pour nouvelle poussée d'insuffisance cardiaque et récidive d'infarctus myocardique confirmé par l'électrocardiogramme.

Un bilan plus complet confirmait l'hypothyroïdie :

- *iodémie hormonale toujours basse à 0,1mg/ 100 ml ;*
- *réflexogramme achilléen allongé à 420 m.s. ;*
- *cholestérolémie à 2,99 g/l ;*
- *triglycéridémie à 3,09 g/l.*

Par ailleurs, le bilan montrait :

- *une uricémie à 79 mg/l ;*
- *un taux de protides totaux à 88 g/l dont 33,3% de gammaglobulines ;*
- *et une numération formule sanguine normale.*

La tentative d'une hormonothérapie substitutive entraînait une aggravation de la défaillance cardiaque et de l'insuffisance coronarienne. L'expectative sur le plan thyroïdien s'est imposée et la malade exeatée après une amélioration sous digitalo-diurétique et dérivés nitrés.

<u>Evolution</u> : *perdue de vue après l'hospitalisation.*

OBSERVATION N. 5

Madame So. ND., lébou de 24 ans, était admise pour prise de poids, hypertension artérielle et hirsutisme.

Après un second accouchement est apparue une prise de poids progressive non chiffrée, accompagnée d'un accroissement de l'appétit. a cette prise de poids s'ajoutent des palpitations et une dyspnée d'effort sans limitation du périmètre de marche.

De plus, coïncidant avec le retour des couches, apparaissent une raucité de la voix, une hypertrichose avec poussée de poids au menton et à la poitrine, une modification du caractère marquée par une irritabilité et enfin une exacerbation de la libido. Par ailleurs, il existe un tabagisme récent.

<u>L'examen clinique</u> *retrouve une somnolence diurne, un faciès bouffi, une obésité diffuse de 90 kg.*
La pression artérielle et labile et varie entre 13/7 et 16/12 ; il existe une bradycardie à 58 battements par minute ; une hyperpilosité siège à la poitrine, à l'abdomen et au menton avec un fin duvet sur la lèvre supérieure, la pilosité pubienne est touffue et triangulaire.

<u>Les examens complémentaires</u> *révèlent :*

- *une courbe de fixation thyroïdienne abaissée inférieure à 5 % de la 3ème à la 48ème heure. Cette hypofixation persiste après stimulation (taux inférieur à 19 % de la 3ème à 24ème heure) ;*
- *à la scintigraphie, une thyroïde à activité discrète ; après stimulation par T.S.H., l'image restait celle d'une petite glande thyroïde peu contrastée homogène ;*
- *une cholestérolémie à 2,26 g/l avec triglycéridémie à 1 g/l ;*
- *un tracé électrocardiographique bas volte montrant une bradycardie sinusale régulière à 60 battements par minute ;*
- *une anémie à 4,5 g/100 ml avec 3.300.000 globules rouges / mm^3 ;*

- *des 17 cétostéroïdes urinaires à 14,5 mg/24 heures et des 17 hydroxystéroïdes urinaires à 4,5 mg/24;*
- *une protidémie à 70 mg/l sans dysglobulinémie, par ailleurs présence d'oeufs de taenia saginata dans les selles.*

<u>Au total</u> :

- *hypothyroïdie primaire patente probablement d'origine atrophique autoimmune ;*
- *Taeniasis.*

<u>Traitement reçu</u> :
- *Thyroxine XII gouttes par jour.*
- *Tredemine une cure*
- *Sorbifer.*

<u>Evolution</u> : *malade perdue de vue après l'hospitalisation.*

OBSERVATION N. 6

Madame D. S. D., 80 ans était hospitalisée pendant 10 jours pour dyspnée asthmatiforme avec recrudescence nocturne sans aucun antécédent particulier.

L'examen retrouve un poids à 71 kg, une pression artérielle à 13/7, une température à 36. 5, un pouls à 103/mn.

Il existe des râles bronchiques et des sibilants diffus aux deux champs pulmonaires ; les bruits du coeur étaient réguliers et assourdis ; l'hypochondre droit était douloureux avec foie cardiaque et oedème des membres inférieurs.

En outre, il existe un goitre multinodulaire sans caractère vasculaire et des caries dentaires multiples.

<u>Le bilan révélait</u> :

- *une iodémie hormonale à 1,9 mg/100 ml ;*
- *une réflexogramme achilléen à 320 ms ;*

- *une cholestérolémie à 2,62 g/l avec une triglycéridémie à 1,56 g/l ;*
- *une cardiomégalie et un oedème pulmonaire intestinal ;*
- *un hémibloc antérieur gauche, un bloc de branche droit incomplet, une tachycardie sinusale régulière à 100 battements par minute et un discret bas voltage diffus à l'électrocardiogramme ;*
- *une protidémie totale à 72 g/l avec l'électrophorèse, une albuminémie à 55% des alpha 1 à 2,5%, alpha 2 à 9,2% ; bêta à 14,8% et des gammaglobulines à 17,8%;*
- *une uricémie à 68 mg/l et une glycémie à jeun à 1,26 g/l.*

Mis sous furosémie comprimé et chlorure de potassium l comprimés de 1 g par jour, l'évolution a été favorable, puis la malade perdue de vue.

<u>Au total</u> :

Hypothyroïdie inapparente sévère due à un goitre multinodulaire et crise d'asthme compliquée d'une insuffisance cardiaque globale.

OBSERVATION N. 7

Madame Fa. Le. 48 ans, était admise pour goitre. Le goitre remontait à quinze ans, augmentant progressivement de volume.

Il existait une frilosité, une dyspnée d'effort sans limitation du périmètre de marche et enfin des gonalgies de type mécanique.

Le reste de l'interrogatoire ne révélait rien de particulier.

Dans les antécédents, existait une notion de thyroïdectomie pour goitre, 10 ans auparavant chez cette femme multipare.

L'examen retrouvait un corps thyroïde hypertrophique ferme multinodulaire non vasculaire sans caractère inflammatoire, ni adénopathie satellite. Il n'existait pas d'autre signes particuliers.

<u>Les examens complémentaires montraient</u> :

-	*un réflexogramme à 400 ms ;*
-	*un goitre plurinodulaire hétérofixant à la scintigraphie à l'iode 131 ;*
-	*un index cardiothoracique très augmenté et une déviation trachéale droite à la radiographie ;*
-	*une cholestérolémie à 2 g/l ;*
-	*une triglycéridémie à 1,4 g/l ;*
-	*un hémogramme normal ;*
-	*et une vitesse de sédimentation normale.*

<u>Au total</u> :

Goitre multinodulaire récidivant après thyroïdectomie et compliqué d'une hypothyroïdie fruste et d'une déviation trachéale droite latente.

<u>Traitement et évolution</u>

L'ablation chirurgicale et le traitement substitutif étaient envisagés chez cette malade.

OBSERVATION N. 8

Monsieur M. D., 21 ans, cultivateur originaire de Joal, était adressé pour hypothyroïdie et hypoparathyroïdie après thyroïdectomie.

A l'occasion d'une hyperthyroïdie et après préparation au assène, au propanonol et au Tranxène durant quatre semaine, une thyroïdectomie subtotale était effectuée avec conservation de 2 lames postérieures.

Deux mois après, survenait une crise épileptiforme sans signe électroencéphalographique mais traitée au barbiturique bien que s'accompagnant d'une main d'accoucheur.

Trois mois après cette crise, s'installaient une asthénie intense, une infiltration cutanée diffuse mais prédominant à la face et une prise de poids de 10 kg ; la voix était devenue rauque et il existait une frilosité, une lenteur de l'évolution, une hypoacousie et une discrète constipation faite d'une selle ou les 2 à 3 jours.

Dans les antécédents, il n'existait pas de notion de dysthyroïdie familiale.

A l'examen, le poids est à 71,600 kg pour 1,69 m, la pression artérielle à 13/9 et le pouls à 60 battements par minute ; il existait une discrète infiltration diffuse prédominant aux paupières et une cicatrice cervicale antérieure de thyroïdectomie.

Enfin, il existait un signe de CHVOSTECK alors que les réflexes ostéotendineux des membres inférieurs étaient abolis.

<u>Les examens complémentaires</u> *montrent :*

- *un réflexogramme achilléen irréalisable ;*
- *un métabolisme vasal diminué de 30% ;*
- *une cholestérolémie à 2,6 g/l ;*
- *une cardiomégalie discrète ;*
- *à l'électrocardiogramme, une bradycardie sinusale à 60 battements par minute avec microvoltage diffus et sans troubles de la repolarisation à 2,94 g/ 24 heures ;*
- *une magnésémie à 50 mg/l.*

<u>Au total</u> :

Hypothyroïdie modérée et hypoparathyroïdie post-opératoires à l'occasion d'une hyperthyroïdie.

<u>Traitement</u> :

Extraits thyroïdiens cg : comprimé par jour durant jours puis comprimés par jour. Calcibronat : comprimé matin et soir.

<u>Evolution</u> *après 3 mois de traitement.*

1- *Discrètes manifestations de surdosage à type de sensation de chaleur, palpitations, instabilité caractérielle. 2 selles pâteuses par jour, insomnie, perte de 1,5 kg, pouls à 72, cholestérolémie à 1,52 g/l d'où réduction des doses à 7,5 cg d'Extraits thyroïdiens.*

2- *plus de crise de tétanie.*

Après 18 mois, l'hypothyroïdie reste mal équilibrée du fait d'un traitement irrégulier et probablement insuffisant comme en témoignent un pouls à 60 pulsations par minute, un poids à 72g.

OBSERVATION N. 9

Madame Ou. MB., lébou de 45 ans, a subi une thyroïdectomie subtotale pour goitre hyperthyroïdien. 6 mois après, elle présente une discrète asthénie physique, une frilosité et une constipation faite d'une selle tous les 2 jours.

Il s'y ajoutait une raucité progressive de la voix et une dyspnée sans atteinte récurrentielle à l'examen otorhinolaryngologique.

Dans les antécédents, on notait une multiparité avec notion de macrosomie foetale, un poids maximum de 100 kg et l'absence de diabète ou de dysthyroïdie familiale.

L'examen retrouvait un poids actuel de 84 kg pour 1,67 m, un pouls à 60 battements par minute et une pression artérielle à 15/10. Le visage est discrètement bouffi. Enfin, il existait une cicatrice de cervicotomie antérieure sans corps thyroïde palpable.

Les examens complémentaires *montraient :*

- *un index de thyroxine libre de 1,14 (N entre 0,9 et 1,2) ;*
- *une thyroxinémie à 4,03 mg/100 ml (N entre 5,1 et 9,4) ;*
- *au télécoeur une cardiomégalie en théière ;*
- *à l'électrocardiogramme une bradycardie sinusale régulière de 60 battements par minute, sans autre anomalie ;*
- *une calcémie à 100 mg/l.*

En résumé : *Hypothyroïdie fruste après thyroïdectomie subtotale.*

<u>Evolution et traitement</u> :

Sous-extraits thyroïdiens à doses progressives, jusqu'à 15 cg puis thyroxine : 1,5 mg par jour, l'évolution était marquée 18 mois après par :

- *un mauvais équilibre de l'hypothyroïdie caractérisé par un pouls à 60 pulsations par minute ;*
- *l'apparition d'un diabète sucré pléthorique caractérisé par une polyurie nocturne, une obésité à 91 kg et une glycémie post prandiale à 2,25 g/l alors qu'à jeun, elle était de 0,95 g/l. Ce diabète est équilibré par le régime seul.*

<u>Au total</u> :

1- *Hypothyroïdie fruste après thyroïdectomie subtotale pour hyperthyroïdie.*
2- *Diabète sucré pléthorique révélé sous hormonothérapie.*

OBSERVATION N. 10

Madame Ke. Ba, 50 ans, Toucouleur, ménagère, habitant Thiaroye, était adressée pour algies diffuses, baisse de l'acuité visuelle, vertiges, frilosité et alopécie.

Depuis une dizaine d'années, des douleurs abdominales étaient apparues progressivement, siégeant à la fosse iliaque gauche à type de pesanteur irradiant le long du cadre colique, s'accompagnant d'une constipation chronique, opiniâtre durant une dizaine de jours.

Il s'y ajoutait une frilosité d'installation insidieuse associée à une asthénie intense et un engourdissement des jambes.

En outre, il existait des sensations de perte de l'équilibre très intenses ayant occasionné des chutes et même une fracture de la jambe droite actuellement consolidée. Ces sensations encore persistantes s'accompagnaient de flou visuel et d'hypoacousie.

Enfin, depuis deux ans, une chute pilaire progressive est apparue atteignant le pubis, les aisselles et le pourtour du cuir chevelu.

<u>Les antécédents</u> révélaient trois hospitalisations pour les motifs précédents, un avortement suivi d'une stérilité secondaire et d'une polyménorrhée ; il n'y a pas de maladie familiale connue.

<u>L'examen clinique</u> retrouvait un poids normal (68 kg pour 1,68 m), une pression artérielle de 14/9, une température à 36. 7, le pouls ralenti à 54 battements par minute.

La voix est rauque mais il n'y pas de macroglossie. Le visage était bouffi surtout aux paupières ; la peau sèche, écailleuse ; les muqueuses étaient pâles ; les poils sourcilières étaient absents et s'accompagne d'une alopécie pubo-axillaire et temporooccipitale et frontale en turban ; il s'y associe des caries dentaires multiples. Le corps thyroïde n'est pas palpable ; les bruits du coeur sont assourdis ; les masses musculaires sont douloureuses à la pression et les réflexes ostéotendineux faibles. Enfin, il existe des pertes blanches fétides au toucher vaginal.

<u>Les examens complémentaires</u> *montrent :*

- *une courbe de fixation à l'iode 131 nettement abaissée avec 6% à la 2ème heure, 4% à la 6ème heure, 2% à la 24ème heure, 0,8% à la 36ème heure ;*
- *une scintigraphie irréalisable du fait du taux de fixation trop bas ;*
- *une électrocardiogramme qui confirme la bradycardie à 60 battements par minute sinusale régulière, un bas voltage diffus et une onde T négative et asymétrique ;*
- *une hémoglobinémie à 9 g/100 ml avec des globules rouges à 3 millions par mm³, un hématocrite à 11/79 ;*
- *une vitesse de sédimentation accélérée à 11/79 ;*
- *une selle turcique normale à la radiographie.*

<u>Au total</u> :

Hypothyroïdie myxoedémateuse périménopausique primitive probablement autoimmune, atrophique, marquée par une myopathie nerveuse, une polynévrite sensitivo-hyporéflexive.

<u>Traitement reçu</u> :

Extraits thyroïdiens 1/2 comprimés 5 cg augmenté progressivement jusqu'à 15 cg en deux mois.

<u>L'évolution</u> *favorable dans l'immédiat est marqué 20 mois après par une irrégularité thérapeutique et un mauvais équilibre de l'hypothyroïdie objectivée par une constipation modérée et une bradycardie à 60 battements par minute.*

OBSERVATION N. 11

Monsieur E. H. ND., 57 ans, ex-manoeuvre est adressé par le service de psychiatrie où il a été amené pour indifférence et apathie évoluant depuis deux ans, accompagnées d'une constipation chronique opiniâtre et d'une frilosité.

Les antécédents sont sans particularité.

A l'examen somatique, le déshabillage est lent, le faciès figé, la réponse aux questions se fait avec retard et brièvement avec une voix rauque ; il existe une hypoacousie ; la température est à 36. 4, le pouls à 60 battements par minute et la pression artérielle à 9,5/7 ; le corps thyroïde est atrophique ; la peau sèche, écailleuse et froide ; les sourcils quasi-absents de même que les poils pubiens et axillaires. Il n'y a pas de macroglossie ; le choc de pointe n'est pas palpable et les bruits du coeurs sont assourdis.

Enfin, les réflexes ostéotendineux des membres inférieurs sont abolis.

<u>Les examens complémentaires</u> *retrouvaient :*
- *une thyroxinémie indétectable ;*
- *une iodémie thyroxinienne indétectable ;*
- *un taux de thyroxine binding globulin à 40,0 mg/l ;*

- *une cholestérolémie à 2,95 g/l ;*
- *un microvoltage diffus et un aplatissement diffus et concordant de l'onde T qui, en outre, est inversé en V1, V2, V3 mais asymétrique à l'électrocardiogramme ;*
- *une cardiomégalie discrète à la radiographie du coeur ;*
- *des 17 cétostéroïdes urinaires abaissés à 0,95 mg/24 h ;*
- *des 17 hydroxystéroïdes urinaires à 0,55 mg/24 h ;*
- *une glycémie à jeun à 0,70 g/l ;*
- *une vitesse de sédimentation accélérée à 13/97 ;*
- *des protides totaux à 71 g/l avec l'électrophorèse albumine : 7% alpha 1 globuline 2,1%, alpha 2,7%, bêta 11,6% et gamma globuline à 32,3%.*

<u>Au total</u> :

Hypothyroïdie myxoedémateuse périphérique probablement autoimmune atrophique.

<u>Traitement</u> :

- *Hydrocortisone 20 mg par jour pendant 6 mois.*
- *Extraits thyroïdiens comprimés de 5 cg à la dose de 12,5 cg atteinte progressivement en 3 mois.*

<u>Evolution</u> *marquée par :*

Une amélioration clinique caractérisée par :

- une baisse du poids de 16 kg ;
- un pouls normal et régulier à 80 battements par minute ;
- un retour à une vie relationnelle normale.

Sur le plan paraclinique par un réflexogramme achilléen à 320 ms.

Malheureusement, cette évolution est entrecoupée de période de rechute en rapport avec l'irrégularité du traitement à partir de la deuxième année.

OBSERVATION N. 12

Mme K. D. D., 39 ans, Toucouleur, ex-employée de banque, consulte pour "mésentente avec son mari" et douleur abdominale.

Le début de la maladie remonterait à 8 ans environ, marqué par l'apparition de douleur périombilicale à type de pesanteur, s'accompagnant de constipation chronique.

Ces douleurs qui ont motivé plusieurs consultations sans résultats, s'accompagnent d'une fatigue extrême confinant au lit, d'une frilosité importante et de crampes musculaires.

Il s'y ajoute un total désintéressement à la vie associé à des périodes d'irritabilité surtout à l'égard de ses enfants, et de son mari.

Récemment, une lourdeur des paupières est apparue, suivie d'une infiltration des membres inférieurs prédominant aux pieds et ayant motivé un régime sans sel.

Enfin, la voix est devenue rauque et il existe des douleurs thoraciques gauches sous mamelonnaires à type de piqûre intermittente sans caractère angineux typique et des céphalées tenaces frontales, sans horaire précis.

Les antécédents révèlent une stérilité secondaire de 8 ans et une irrégularité du cycle menstruel. Il existe une demi-soeur présentant un goitre.

<u>A l'examen somatique</u>, la malade est adynamique, répondant avec lenteur aux questions. Le poids est de 53,3 kg pour une taille de 1,76 m, la pression artérielle à 10,5/7 et le pouls à 60 battements par minute. Les conjonctives sont pâles.

Le corps thyroïde est atrophique.

Le visage est bouffi, inexpressif ; la peau sèche squameuse, les cheveux secs, la pilosité axillaire absente avec perte de la queue du sourcil alors que celle du pubis reste conservée.

Une importante macroglossie remplit la cavité buccale, l'haleine est fétide, les dents cariées.

<u>Les examens complémentaires</u> *montrent :*

- *un T3 test à 0,18 (N entre 0,21 à 0,36) ;*
- *une thyroxinémie à 1,47 mg par 100 ml (N : 5,8 à 10,10) ;*
- *un index de thyroxine libre inférieur à 3 (N : 16 à 47) ;*
- *une scintigraphie impossible du fait d'une courbe de fixation plate (6% à la deuxième heure et 3% à la 48ème heure). Après stimulation par la TSH, il n'y a pas d'image scintigraphique et la courbe de fixation reste abaissée ;*
- *une cholestérolémie à 3,37 g/l ;*
- *un microvoltage avec des ondes T négatives diffuses et concordantes à l'électrocardiogramme ;*
- *une cortisolémie à 310 mmol soit 11,23 mg/ml ;*
- *des globules rouges à 3.400.000 avec hémoglobinémie à 9,4 g/100 ml, hématocrite à 32% et valeur globulaire moyenne à 95 microcubes ;*
- *un fer sérique à 168 mg/100 ml (N : 60 à 160) ;*
- *des protides totaux à 84 g/l) avec albuminémie bêta : 8,4 g, gamma : 16 g ;*
- *un taux de prothrombine à 100% ;*
- *une glycémie à jeun à 0,85 g/l et une créatininémie à 13 mg/l.*

<u>Au total</u> :

Hypothyroïdie primitive probablement par thyroïdite autoimmune atrophique.

<u>Traitement</u> :

- *Hydrocortisone à 30 mg/jour.*
- *Sorbifer.*
- *Cynomel à dose progressive avec une dose initiale de 1/4 comprimé et atteignant 3 comprimés/jour en 30 jours.*

<u>Evolution</u> *sans aucun incident et nettement favorable : Résolution l'indifférence. Le pouls à 76 battements par minute, le poids baissant de 2 kg après 1 mois de traitement ; en outre, la cholestérolémie se normalise à 1,13 g/l.*

OBSERVATION N. 13

Madame Ta. Di., 37 ans, habitant de la Médina, consulte pour oedèmes des membres inférieurs, bouffissure du visage et asthénie.

Le début de la maladie remonte à 3 ans, marquée par une baisse de l'acuité visuelle, des vertiges au moindre effort et une dyspnée importante confinant à l'inactivité.

Par la suite s'installe une constipation chronique tenace durant une dizaine de jours ou plus, avec ballonnement abdominal et accompagnée d'une bouffissure du visage et un oedème des membres inférieurs.

Enfin apparaissent un amaigrissement important non chiffré, une hypoacousie et une aménorrhée secondaire.

Les antécédents ne révèlent rien de particulier chez cette multipare.

<u>L'examen somatique</u> *retrouve ou un poids de 73,5 kg pour une taille de 1,68 m, une pression artérielle élevée à 17/11 et une tachycardie à 100 battements par minute ; les muqueuses sont décolorées et il existe un discret oedème prétibial bilatéral prenant le godet.*

Le corps thyroïde n'est pas palpable ; il existe une bradypsychie, une raucité de la voix et une macroglossie. Les bruits du coeur sont assourdis et réguliers, le foie est augmenté de volume sensible et accompagné d'un reflux hépatojugulaire.

Enfin, le toucher vaginal ramène des pertes blanches abondantes fétides.

<u>Les examens complémentaires</u> *révèlent :*

\-   *une thyréostimulinémie à 275 m U/l (N entre 2 à 8,4) ;*

-	*un aplatissement diffus de l'onde T à l'électrocardiogramme ;*
-	*une volumineuse cardiomégalie avec un pédicule artériel raccourci et une image en théière à la radiographie ;*
-	*une cholestérolémie à 2,05 g/l ;*
-	*une triglycéridémie à 2,5 g/l ;*
-	*un réflexogramme achilléen allongé à 490 ms ;*
-	*une anémie à 10 g/100 ml d'hémoglobine avec 3.800.000 globules rouges à l'hémogramme ;*
-	*des protides totaux à 85 g/l avec albuminémie à 45,7 g/l, alpha 1 globuline à 1,1 g/l, alpha 2 à 6,2 g/l, bêta à 8,7 g/l et hypergammaglobulinémie à 25,5 g/l.*

Au total :

1-	*Hypothyroïdie périphérique patente d'origine probablement autoimmune atrophique;*
2-	*Hypertension artérielle à 17/11 :*
3-	*Insuffisance cardiaque globale d'origine myxoedémateuse et hypertensive ;*
4-	*Infection génitale.*

Traitement reçu :

Extraits thyroïdiens 5 cg à doses progressives 1/2 comprimé par jour puis 1 comprimé par jour.

Evolution

Elle est favorable sous traitement après une aggravation de l'insuffisance cardiaque marquée par un épanchement pleural droit au 19ème jour. La ponction pleural retire 1,650 l de liquide jaune riche en protides (59 g/l) mais rivalta négatif.

Cette insuffisance cardiaque globale avec épanchement pleural droit de moyenne abondance a régressé complètement après 15 jours de traitement par Furosémide 2 comprimés par jour et Extraits thyroïdiens (5 cg par jour).

Après 8 mois, l'hypothyroïdie est équilibrée progressivement avec une dose de un comprimé et demi de thyroxine.

La malade est vivace, le poids à 83 kg, le pouls à 80 pulsations par minute, la cholestérolémie à 1,45 g/l, la triglycéridémie à 0,55 g/l.

L'hypertension artérielle reste à 17/11 malgré la prise d'un comprimé de chlorothiazide associé à de l'amiloride chaque jour.

OBSERVATION N. 14

Madame Li. KA, 44 ans, consulte pour oedème et asthénie. L'oedème date de 2 mois siégeant au visage et aux membres inférieurs associés à une augmentation de volume de l'abdomen. Cet oedème est amélioré par le repos et le régime sans sel.

Il existe par ailleurs une constipation marquée par une selle tous les cinq jours.

Une toux peu productive avec expectoration blanchâtre mousseuse et des palpitations complètent le tableau.

<u>Dans les antécédents</u>, on trouve un épisode d'oedème un an auparavant ; il n'existe aucune notion de diabète ni d'obésité ni de dysthyroïdie familiale chez cette femme normalement réglée et multipare.

<u>A l'examen</u>, le poids est à 73 kg pour 1,64m, le pouls à 60 battements par minute est régulier, les conjonctives sont pâles, il existe de discret oedèmes mous prétibiaux ; la flèche hépatique est normale ; la pilosité puboaxillaire et sourcilière est quasi absente ; la peau sèche et la voix rauque. Le corps thyroïde n'est pas palpable.

<u>Les examens complémentaires</u> *révèlent :*
- *à l'électrocardiogramme : un microvoltage diffus avec bradycardie à 60 pulsations/ minute sinusale régulière et sans trouble de la répolarisation ;*
- *au télécoeur : une cardiomégalie en carafe ;*

- *un réflexogramme achilléen allongé à 440 ms (N : 260 à 400) ;*
- *à l'hémogramme, une anémie à 9g/100ml résistant au traitement martial ;*
- *une glycémie à 0,7g/l ;.*
- *des 17 cétostéroïdes à 3,6 mg/24 et des 17 hydroxystéroïdes à 1,4 mg/24 h ;*
- *des protides totaux à 8,1 g/l avec albuminémie à 44% ; alpha 1 globuline à 4%, alpha 2 à %, bêta à 14% et gamma globuline 30% ;*
- *une cholestérolémie à 1,9 g/l ;*
- *une créatininémie à 14,03 mg/l ;*
- *une urée sanguine à 0,40 g/l.*

<u>Au total</u> :

Hypothyroïdie primaire probablement d'origine atrophique autoimmune et révélée par un syndrome oedémateux résolutif sous régime désodé avant hormonothérapie.

<u>Traitement reçu</u>

Hydrocortisone 20 mg/jour
Extraits thyroïdiens 5 cg/jour.

<u>Evolution</u> : *malade perdue de vue.*

OBSERVATION N. 15

Madame Ya. Gue. ND., 41 ans, sérère, sans profession, consulte pour aménorrhée secondaire depuis 18 ans.

Quatre années après une deuxième grossesse, s'est installée une spanioménorrhée accompagnée de douleurs hypogastriques permanentes intenses fébriles et de leucorrhées abondantes blanchâtres. Une aménorrhée secondaire et une frilosité permanente s'associant à une constipation chronique sont apparues quatre années plus tard, suivies dix huit mois après par une bouffissure du visage et des oedèmes des membres inférieurs durant toute la journée. Plus récemment, il s'y est ajouté une dyspnée d'effort ne limitant pas le périmètre de marche, une raucité de la voix, une sensation d'hypoesthésie et d'engourdissement aux plantes des pieds et enfin des vertiges.

<u>Dans les antécédents,</u> *il existe une stérilité secondaire de 17 ans après la naissance de 2 enfants, il n'y a pas de notion de dysthyroïde ni de diabète familial.*

<u>A l'examen,</u> *le poids est de 72 kg pour 1,58 m, la pression artérielle à 13/8,5, le pouls à 60 pulsations par minute, le visage bouffi, les conjonctives pèles ; la malade est calme et hypoacousique. Le corps thyroïde n'est pas palpable, la peau sèche, les aisselles galabres ; la queue du sourcil absente, la musculature est hypertrophique de type masculin. Le toucher vaginal est douloureux et ramène des pertes blanches fétides.*

<u>Les examens complémentaires</u> *montrent :*

- *une cholestérolémie à 2,6 g/l avec HDL cholestérol à 0,47 g/l;*
- *à la radiographie, une cardiomégalie en théière monstrueuse symétrique ;*
- *à la scintigraphie, après stimulation, la fixation du radioélément paraissant faible, peu homogène et localisée essentiellement au lobe droit ;*
- *une glycémie à 0,7 g/l ;*
- *une créatininémie à 15,7 mg/l.*

<u>Au total</u>
1- *hypothyroïdie primaire probablement d'origine atrophique autoimmune caractérisée par une myopathie hypertrophique sans myotonie ;*
2- *salpingite chronique ;*
3- *stérilité secondaire.*

<u>Traitement</u>

- *Hydrocortisone : 20 mg par jour durant 30 jours puis*
- *Extraits thyroïdiens (5cg) 1/2 comprimé par jour puis*
- *Thyroxine 2 comprimé et*
- *Avlocardyl 3/4 comprimés par jour (dose atteinte en 8 mois).*

<u>Evolution favorable</u> *après 8 mois :*

Le poids est à 67,5 kg, le pouls à 80 pulsations par minute sans notion de précordialgie.

La cholestérolémie est à 1,80 g/l et le volume du coeur est normal cependant l'aménorrhée persiste.

OBSERVATION N. 16

Mademoiselle Di. N.D., 20 ans, ménagère est adressée par le service de psychiatrie pour alopécie.

Le début remonte à dix ans, marquée par une chute progressive des cheveux. Cette alopécie spontanée ne reconnaît aucun facteur favorisant dermatologique, toxique ou psychologique.

Des algies diffuses prédominantes aux muscles dorsolombaires, une asthénie physique permanente et une frilosité s'y associent.

Enfin, il existe une constipation chronique faite d'une selle tous les 4 jours et des céphalées insomniantes.

<u>Dans les antécédents,</u> *on retrouve des règles apparues à l'âge de 16 ans avec un cycle long de 40 jours et l'absence de pilosité axillopubienne.*

<u>A l'examen somatique,</u> *le poids est à 52 kg pour une taille de 1,59m, le pouls est à 60 pulsations par minute, la pression artérielle à 12/8 et les conjonctives sont pâles. Le morphotype est peu féminin avec hypertrophies disgracieuses mais symétriques des masses musculaires paravertébrales, dorsolombaires et scapulaires.*

Le visage est bouffi et arrondi ; l'élocution lente gênée par une macroglossie modérée. Il existe une rhinite séreuse.

Une alopécie diffuse laisse une calotte supérieure sur le cuir chevelu (de 9 cm environ de diamètre), les sourcils sont peu fournis ; la pilosité puboaxillaire est absente.

Les organes génitaux externes sont normaux mais il existe une hypomastie relative (seins peu développés sans glande palpable).

Le corps thyroïde n'est pas palpable. Les bruits du coeur sont assourdis.

<u>Les examens complémentaires</u> *montraient :*

- *une thyroxinémie indétectable ;*
- *un iode thyroxinien indosable ;*
- *une thyréostimulinémie à 236 mU/ml (N : 2 et 8,4) ;*

- *une courbe de fixation très basse avec scintigraphie thyroïdienne impossible ;*
- *un réflexogramme achiléen impraticable ;*
- *à l'électrocardiogramme, un microvoltage diffus sans autre anomalie ;*
- *une cholestérolémie à 2,20 g/l avec HDL cholestérol à 0,57 g/l ;*
- *des 17 cétostéroïdes à 0,7 mg/24 heures au dosage statique et 11,20 mg/24 heures après stimulation ;*
- *des 17 hydroxystéroïdes à 0,35 mg/24 heures au dosage statique et 5,20 mg/24 heures après stimulation ;*
- *un taux de F.S.H. supérieur à 25 unités souris ;*
- *une prolactinémie à 390 mU/ml ;*
- *une anémie à 7/100 ml d'hémoglobine avec 2.890.000 globules rouges ;*
- *une selle turcique profonde avec pneumatisation des sinus sphénoïdaux et à la tomographie sagittale un agrandissement des contours ;*
- *un examen ophtalmologique normal.*

<u>Au total</u>

Hypothyroïdie patente primaire avec alopécie décalvante et myopathie hypertrophique sans myotonie, hypofolliculénie et hypocorticisme surrénalien probablement deutéropathiques.

<u>Traitement</u>

- *Hydrocortisone (comprimé 10 mg) 20 mg par jour, puis à dose dégressive pendant 8 jours ;*
- *puis Extraits thyroïdiens (comprimés de 5 cg) 1/2 comprimé/jour à dose progressive atteignant 20 cg en 4 mois.*

<u>L'évolution</u> *est marquée par une amélioration de l'hypothyroïdie et notamment de la myopathie avec normalisation du tracé électrocardiographique.*

L'alopécie n'est pas améliorée.

OBSERVATION N. 17

Madame Fa. Sa., 44 ans, originaire de Saint-Louis, demeurant à la Médina, consulte pour prise de poids, oedèmes et métrorragies.

Le début de la maladie remonte à 18 ans marquée par une prise de poids progressive accompagnée d'épisode d'aménorrhée de 2 à 6 mois entrecoupées de ménométrorragies durant en moyenne une semaine. Il s'y associe une constipation chronique allant jusqu'à une selle tous les dix jours.

Quinze ans après, la voix est devenue progressivement rauque, et sont apparues des algies diffuses des coudes, du rachis cervical, des genoux survenant au repos, exacerbées par l'effort et s'accompagnant d'oedèmes d'allure non inflammatoire siégeant aux genoux et aux dos des mains. Une frilosité et une asthénie matinale confinant progressivement à la sédentarité s'y ajoutent.

Depuis 7 ans, une dyspnée d'effort limite le périmètre de marche à 400 mètres. Parfois, des précordialgies à type de coup de poignard surviennent à l'effort, irradiant vers le cou sans atteindre les mâchoires ou le bras gauche et cédant au repos.

Les antécédents retrouvent une obésité familiale ; il n'y a pas de notion de dysthyroïdie dans la famille.

<u>L'examen somatique</u> *montrait une obésité de 97,750 Kg pour 1,61m une*

pression artérielle à 14/10, un pouls à 80 battements/minute et une température à 37. 2.

Les conjonctives sont pâles, la peau sèche, sans être écailleuse, le visage bouffi avec oedème des paupières, des jambes et du dos des mains ; la voix est rauque et s'accompagne d'une dysarthrie avec macroglossie. L'abdomen est ballonné avec une ascite libre sans hépatomégalie. Une douleur abdominale pelvienne diffuse existe, exacerbée au toucher vaginal ; la muqueuse vaginale est sèche, un peu rétrécie et le doigtier revient souillé de pertes fétides.

Enfin les réflexes ostéotendineux rotuliens et achilléens sont abolis et il existe un signe du tabouret. Le reste de l'examen somatique est par ailleurs négatif.

<u>Au total</u>

1- *Hypothyroïdie primaire par atrophie autoimmune probable, compliquée d'une insuffisance cardiaque globale.*
2- *Salpingite chronique*
3- *Stérilité secondaire.*

<u>Evolution et traitement</u> : *Malade non revue.*

OBSERVATION N. 18

Madame T. T. 48 ans est suivie depuis 5 ans pour :
- *un diabète métapléthorique dépisté à l'occasion d'un abcès fessier par injection septique, caractérisé par un équilibre instable sous metformine sans complication dégénérative,*
- *et une hypertension artérielle mal contrôlée à 19/12 sous clonidine, papavérine et hydergine.*

Actuellement, elle présente une constipation chronique faite d'une selle quasi hebdomadaire, ne cédant pas aux laxatifs, et s'accompagnant d'une hypoacousie, d'une raucité de la voix et d'une dyspnée d'effort sans limitation du périmètre de marche.

Les antécédents retrouvent en l'absence de macrosomie foetale sur 9 enfants vivants une notion de mère diabétique et d'obésité familiale.

A l'examen, le poids est à 81 Kg pour 1,60m, la pression artérielle à 17/10, les conjonctives pâles, le visage bouffi.

Il existe une alopécie sourcilière et puboaxillaire ; les bruits du coeur régulier à 64 battements par minute sont assourdis le corps thyroïde n'est pas palpable.

Les examens complémentaires montraient :

-       un réflexogramme allongé "ininterprétable" ;

-       une cholestérolémie à 3,5 g/l et un HDL cholestérol à 1,15 g/l;
-       à l'électrocardiogramme, un aspect S1Q3, un bas voltage diffus   très important, une onde T négative et symétrique en D3 et AVF ;
-       une glycémie à 1,30 g/l et post prandiale à 3,3 g/l ;
-       un test de stimulation à la TSH négative ;
-       l'hémogramme, l'uricémie, la créatininémie, l'azotémie, l'albuminémie sont dans les limites de la normale.

Au total

1-   Diabète métapléthorique ancien mal équilibré ;
2-   Hypothyroïdie primaire patente probablement par atrophie thyroïdienne autoimmune;
3-   Hypertension artérielle modérée.

Traitement :

Mis en route après hospitalisation
Hydrocortisone 10 mg/jour
Extraits thyroïdiens 1 cg/jour augmentés progressivement jusqu'à 10 cg/jour au 2ème mois
Avlocardyl 80 mg/jour

Régime diabétique et arrêt biguanides.

Evolution :

Après deux mois de traitement on ne note aucune plainte mais

- *le diabète est passablement équilibré avec une glycémie à jeun à 1,95 g/l et post prandiale à 1,88 g/l ;*
- *l'hypothyroïdie s'améliore progressivement avec infiltration cutanée moins importante, raucité de la voix atténuée et bruits du coeur bien frappés.*
- *Enfin l'hypercholestérolémie d'origine mixte est à 2,85 g/l avec cholestérol HDL à 0,86 g/l et rapport cholestérol total/cholestérol HDL à 3,3.*

OBSERVATION N. 19

Madame Fa. Ya., 65 ans, originaire de Tivaouane, consulte pour constipation chronique.

La constipation remonte à plus de 8 ans et se caractérise par une opiniâtreté allant jusqu'à un mois sans exonération et par l'absence de douleur abdominale. Cette constipation ayant motivé des consultations chirurgicales pour syndrome pseudo-occlusif s'associe à une hypoacousie importante, une lenteur de l'élocution.

Récemment une asthénie est apparue sous traitement hormonal et s'accompagnant d'une polyuropolydipsie sans modification pondérale ni trouble de l'appétit.

Les antécédents retrouvent une hypertension artérielle depuis 20 ans, un poids maximum de 90 kg, l'existence d'une hyperthyroïdie connue chez un des fils et l'absence de notion de diabète dans la famille.

A l'examen, le poids est de 85,8 kg pour 1,72 m, le pouls à 57 pulsations par minute, la pression artérielle à 16/9 ; les conjonctives sont pâles, le visage bouffi ; la queue du sourcil et la pilosité axillaire sont absentes. L'évolution est lente avec dysarthrie et macroglossie ; la malade est bradypsychique et bradykinétique ; il existe une aréflexie ostéotendineuse des membres inférieurs.

<u>Les examens complémentaires</u> *montrent :*

- *une hypercholestérolémie à 3,44 g/l avec CHDL à 2,26 g/l, CHDL/CT à 0,73 ;*
- *une triglycéridémie à 1,73 g/l et des lipides totaux à 13,2g/l ;*
- *une anémie à 8,7 g d'hémoglobine avec globules rouges à 3.590.000, hématocrite à 27%, valeur globulaire à 76 microns 3 avec numération et formule blanche normale ;*
- *une sidérémie à 52 mg/100 ml ;*
- *à l'électrocardiogramme, une bradycardie sinusale à 65 battements par minute, un bas voltage diffus et inversion sur l'onde T, surtout le précordium asymétrique en V1 V2 V3 AVL et V6 ;*
- *des 17 cétostéroïdes à 3 mg/24h ;*
- *des 17 hydroxystéroïdes à 0,5 mg/24h ;*
- *des protides totaux à 87 g/l sans dysglobulinémie (albuminémie à 48 g/l, alpha 1 globuline à 1, g/l, alpha 2 à 7,6 g/l, bêta à 9,1 g/l, gamma à 20,4 g/l) ;*
- *une glycémie à jeun à 3,10 g/l avec post prandiale à 2,74 g/l et glycosurie des 24 heures à 22,9 g ;*
- *une acuité visuelle à 4/10 à l'OD et 8/10 à OG ;*
- *au fond d'oeil une rétinopathie au stade I ;*
- *à la lampe à fente une cataracte en cavalier évoluant vers le centre du cristallin ;*
- *la créatininémie à 11 mg/l ;*
- *l'uricémie à 62 mg/l.*

<u>Au total</u>

1- *Hypothyroïdie périphérique thyroïdienne d'allure atrophique auto-immune ;*
2- *diabète pléthorique compliqué de cataracte en cavalier, de polynévrite hyporéflexique des membres inférieurs ;*
3- *Hypertension artérielle à 16/9 ;*

4-   Rétinopathie au stade I mixte hypertensive et diabétique ;

5-   Ischémie sous épicardique antéroseptale et latérale haute latente.

<u>Traitement</u>

Glucophage R associé au Diamicron* (3/2 comprimés) (2 comprimés).
Extraits thyroïdiens 10 cg/jour.*

<u>Evolution</u> *après onze années de traitement :*

-      *l'hypothyroïdie est restée passablement équilibrée comme l'atteste le pouls à 64 pulsations par minute ;*

-      *le diabète n'a pu être équilibré sous traitement oral et a nécessité une insulinothérapie qui maintient la glycémie à jeun à 1,80 g/l ;*

-      *l'hypertension artérielle est stationnaire à 16/9 alors que l'hypercholestérolémie reste élevée à 2,80 g/l ;*

-      *enfin les autres complications n'ont pratiquement pas évolué.*

OBSERVATION N. 20

Madame Kha. LE., 39 ans, après avoir subi une lobectomie en 1969 pour goitre multinodulaire remontant à 1965, consulte en 1973 pour récidive d'un goitre.

Elle présente des palpitations, une dyspnée sans limitation du périmètre de marche, une asthénie physique intense avec hypoacousie et frilosité. Il n'y a pas de troubles du transit intestinal; la voix est devenue un peu rauque ; il existe une dysphagie aux aliments solides et une notion de prise de poids non chiffrée.

<u>*Dans les antécédents*</u>*, en dehors d'une multiparité, il existe une notion de goitre chez une tante et chez 2 petites soeurs.*

<u>*A l'examen*</u>*, le poids est à 4 kg pour 1,67 m ; la pression artérielle à 11/6,5, le pouls à 80 battements par minute.*

Le corps thyroïde est très augmenté de volume au niveau du lobe gauche et de l'isthme comportant plusieurs nodules de taille variable, de consistance ferme, mobile par rapport à la peau et au plan profond et à la déglutition sans aucun caractère vasculaire.

Les bruits du coeur sont assourdis et le reste de l'examen est normal.

<u>Les examens paracliniques</u> *révèlent :*

- *une thyroxinémie à 4,8 mg/100 ml ;*
- *une iodémie thyroxinienne à 3,1 mg/100 ml ;*
- *un goitre multinodulaire hétérofixant à la scintigraphie thyroïdienne ;*
- *un réflexogramme dans les limites de la normale ;*
- *un laminage et un refoulement à droite de la trachée sans calcification à la radiographie du cou ;*
- *une cholestérolémie normale à 1,87 g/l avec HDL cholestérol à 0,61 g/l ;*
- *une hémoglobinémie à 11,2 g/100 ml avec 3,9 millions de globules rouges, hématocrite à 36% , formule blanche normale et sidérémie à 55 mg/100 ml ;*
- *un électrocardiogramme normal ;*
- *une prolactinémie à 119 mU/l ; (N entre 102 et 435) ;*
- *des 17 cétostéroïdes à 3,55 mg/24 heures et des 17 OH corticoïdes à 0,75 mg/24 heures ;*
- *une selle turcique normale à la radiographie ;*

<u>Au total</u> :

Hypothyroïdie post thyroïdectomie pour goitre hétéromultinodulaire compliqué de compression oesotrachéale.

<u>Traitement</u> :

Extraits thyroïdiens 5 cg : 1 comprimé par jour intervention chirurgicale selon protocole suivant :

-       *"Cervicotomie en cravate de Kocher qui met en évidence un énorme lobe gauche refoulant la trachée à droite et ne retrouve pas de lobe droit absent.*
-       *Exérèse de cette masse polylobée en laissant sur place le seul tissu thyroïdien situé eu sommet du lobe et à la base.*

Les suites opératoires ont été simples :

L'évolution est marquée par un traitement irrégulier et un mauvais équilibre de l'hypothyroïdie comme en témoigne le poids à 92 Kg malgré le pouls normal à 84 battements / minute après un suivi de 2 mois et demi.

OBSERVATION N. 21

Madame R.H., libanaise de 60 ans est hospitalisée pour asthénie, amaigrissement et ballonnement abdominal.

Le début remonte à quatre ans marqué par une fatigue lors des déplacements et des lombalgies mis sous le compte d'une ostéoporose et traités au calcium. Au cours de ce traitement, apparaissent une bouffissure du visage, un ballonnement abdominal avec sensation de pesanteur et suffocation en position assise ou couchée. En outre, une anorexie, un amaigrissement et une asthénie s'y ajoutent.

<u>*Les antécédents*</u> *ne montrent rien de particulier.*

<u>*L'examen clinique*</u> *retrouve un poids à 52 Kg, pour une taille de 1,50m, une pression artérielle à 16/9, une bradycardie à 64 bts par minute et des bruits du coeur assourdis. Le corps thyroïde n'est pas palpable. Les réflexes ostéotendineux rotuliens sont abolis avec hypotonie musculaire généralisée et la mobilisation des genoux est douloureuse.*

<u>*Les examens complémentaires*</u> *montrent :*

-       *une thyroxinémie totale à 11,5 mg/100ml (N: 5,5 et 11,5) ;*
-       *un T3 test à 28% (N : 25 à 35%) ;*
-       *ITL à 3,2 (N : 1,5 à 3,4) ;*

- *T3 radioimmunologique à 0,5 mg/100ml (N: 0,6 à 2) ;*
- *une courbe de fixation basse (9% à H2, 9,5% à H6, 9% à H24) ;*
- *une glande thyroïde de taille normale mais peu active à la scintigraphie ;*
- *un réflexogramme achilléen normal ;*
- *une cholestérolémie à 2g/l avec triglycéridémie à 1,9g/l ;*
- *au télécoeur, une cardiomégalie globale ;*
- *à l'électrocardiogramme, un bloc auriculo-ventriculaire du 1er degré ;*
- *hémogramme normal ;*

<u>Au total</u> :

- *Hypothyroïdie périphérique probable fruste d'allure autoimmune.*
- *Ostéoporose commune.*

<u>Traitement</u> : *Extraits thyroïdiens 1cg par jour.*

<u>Evolution favorable</u> : *poids à 49 Kg et pouls à 80 bts/mn.*

OBSERVATION N. 22

Madame D. M., originaire de Thiès, âgée de 40 ans est hospitalisée pour suspicion d'hypothyroïdie.

Le début remonte à cinq mois marqué par une asthénie, des céphalées, des Bourdonnements d'oreille et des crampes musculaires. Il s'y associe des larmoiements, une dysarthrie, une sensation de plénitude du visage et une constipation allant jusqu'à 10 jours.

Par la suite, sont apparues des régurgitations avec éructations et enfin des ronflements nocturnes.

<u>Les antécédents</u> *ne révèlent rien de particulier en dehors d'une multiparité.*

L'examen clinique retrouve une hypotension artérielle à 8,5/6 une bradycardie à 76 avec assourdissement des bruits du coeur, le visage un peu bouffi, une dépilation de la queue du sourcil et une macroglossie. Il n'y a pas de goitre.

Les examens complémentaires *révèlent :*

- *une thyroxinémie à 0,6 mg/100ml (N : 5,5 à 11,5) ;*
- *une iodémie throxinienne à 0,390 mg/100ml (N : 3,5 à 7,5)*
- *une courbe de fixation faible (4% à H3, 3% à H6, 1% à H24) et ne permettant pas de tracé scintigraphique.*
- *une hypercholestérolémie à 3,4 g/l avec lipidémie à 15 g/l ;*
- *un hémogramme normal et une protidémie à 8,1 g/l.*

Au total

Hypothyroïdie probablement périphérique autoimmune atrophique.

Traitement reçu :

- *Hydrocortisone 15 mg/jour pendant 8 jours*
- *Extraits thyroïdiens 3 cg/jour pendant 10 jours puis 5 cg les jours suivants.*

OBSERVATION N. 23

Monsieur G. N., 62 ans, lébou, cultivateur, est hospitalisé pour toux, dyspnée et oedème des membres inférieurs.

Le début de la maladie est difficile à dater marquée par des oedèmes des membres inférieurs et de la face associés à une surdité bilatérale, une constipation chronique et ne frilosité.

Il s'y ajoute une toux spasmodique avec expectoration banale et une dyspnée avec douleur basithoracique droite. Enfin il existe des algies diffuses des membres inférieurs, de l'épaule droite et du rachis lombaire sans caractère inflammatoire.

L'examen clinique montre une pression artérielle à 16/11, un pouls à 56 battements par minute, une température à 36. 5 et un poids à 60 Kg, il n'y a pas d'anémie.

La voix est rauque, la peau est sèche squameuse, avec oedème des membres inférieurs prenant le godet et bouffissure du visage prédominant aux paupières. Au lobe gauche de la thyroïde siège un nodule non inflammatoire de la taille d'une noix et mobile avec la déglutition.

Le choc de pointe n'est pas palpable, les bruits du coeur sont assourdis, réguliers avec un rythme à 56 battements par minute sans bruits surajouté S.

A l'hémothorax droit et à la base pulmonaire gauche siègent des râles bronchiques.

Il existe un foie cardiaque sans ascite.

La denture est défectueuse. Il existe une volumineuse hernie inguinale droite de la taille d'un pamplemousse expansive à la toux et réductible avec un orifice herniaire de 4 à 5 cm et un col herniaire normal.

<u>Les examens complémentaires</u> *montraient :*

- *une thyroxinémie indétectable ;*
- *un T3 test à 19,2% (N : 22 à 32) ;*
- *un index de thyroxine libre incalculable ;*
- *une iodémie thyroxinienne indétectable ;*
- *un TSH sérique élevé à 11,2 mg/ml (N inf. à 20);*
- *une fixation du radio nulle et une scintigraphie thyroïdienne irréalisable ;*
- *un réflexogramme achilléen allongé à 400 ms ;*
- *une cholestérolémie à 2,10 g/l ;*
- *une énorme cardiomégalie en théière symétrique avec disparition de l'espace rétrocardiaque et une discrète scissurite droite apicolobaire au cliché thoracique ;*
- *à l'électrocardiogramme, le rythme est sinusal, régulier à 56 battements par minute avec hémibloc postérieur gauche, bloc de branche droit incomplet, une hypertrophie ventriculaire droite, un*

microvoltage diffus et des ondes T aplaties diffuses à tout le précordium ;

\-   *à la ponction du nodule cervical antérieur thyroïdien, une absence de pus, de rares polynucléaires, des amas ressemblant à des globules de graisses (cytologie N. 2910 Mme DOREMUS), des tissus nécrobiotiques aseptiques avec de nombreuses cellules spumeuses au frottis (anapath : N. B. 365/81. P. D. NDIAYE) et enfin un examen bactériologique négatif (N. L 120 2P) ;*

\-   *une hémoglobinémie à 11 g/100ml et un hématocrite à 32% avec 3.400.000 globules rouges et une formule blanche normale, une vitesse de sédimentation accélérée ;*

\-   *une glycémie et une azotémie normales.*

<u>Au total</u> :

1-   Hypothyroïdie périphérique probablement par thyroïdie atrophique compliquée d'un coeur myxoedémateux avec bloc de branche droit incomplet et hémibloc postérieur gauche ;

2-   hernie inguinale droite non compliquée.

<u>Traitement</u> :

Traitement déplétif par régime désodé et diurétique pendant 15 jours puis Extraits thyroïdiens 5 cg.

<u>Evolution</u> : *après 15 jours de traitement diurétique, l'oedème cardiaque a disparu, laissant un myxoedème patent ayant évolué favorablement avec au contrôle hormonal après trois mois et demi:*

T4 : 4,2 mg/100 ml (N : 5,5 à 11,5);
Iode thyroxinien : 2,7 mg/100 ml (N : 3,5 à 7,5);
Thyréostimulinémie : 9 ng/ml (N : 0,4 à 1).

OBSERVATION N. 24

Mademoiselle Di. Di., 21 ans, est admise pour douleurs abdominales.
Les douleurs abdominales remontent à quatre ans, siégeant à l'hypogastre

irradiant aux flancs et ont un horaire nocturne. En outre, il existe une frilosité s'accompagnant d'asthénie physique permanente.

Les antécédents révèlent une notion de goitre et de nanisme chez le grand-père naturel.

<u>A l'examen</u>, *la température est à 36. , le pouls à 80 battements/mn, le poids à 30 kg pour 1,30 m, la peau est sèche. Il existe un goitre asymétrique multinodulaire débordant à gauche, mobile à la déglutition non douloureuse, ferme, de la taille d'une mandarine, non vasculaire et non inflammatoire.*

Enfin, il n'y a pas de pilosité pubienne, la vulve est atrophique avec des leucorrhées purulentes tandis que l'hypogastre est douloureux mais sans défense à la palpation.

<u>Les examens complémentaires</u> *montraient :*

- *une thyroxinémie à 1,5 mg/100 ml (N : 5,5 à 11,5) ;*
- *une iodémie thyroxinienne à 1,0 mg/100 ml (N :3,5 à 7,5) ;*
- *une triiodothyronine à 1,25 ng/ml (N : 0,6 à 2) ;*
- *une courbe de fixation normale avec un taux de 17% à la 3ème heure, 33% à la 6ème heure et 50% à la 24ème heure ;*
- *l'hémogramme normal ;*
- *un fer sérique à 80 mg/100 ml ;*
- *une protidémie à 8,3 g/100 ml avec albuminémie à 34%, alpha 1 globuline à 3%, alpha 2 à 13%, bêta à 10%, gamma à 40% ;*
- *une glycémie à 0,95 g/l et une azotémie à 0,20 g/l.*

<u>Au total</u> :

1- *Hypothyroïdie due à un goitre multinodulaire et compliquée de nanisme ;*
2- *Salpingite chronique probable.*

<u>Evolution</u> : *malade évadée.*

En habilitation académique par El Hassane Sidibe ctr M.Sankale medina Dakar senegal ;Roland r. tremblay[CHU Quebec ,Laval,CA] ;Roger CL Guillemin[Salk Institue, la Jolla,USA]

Anthropologie panoramaique de la glande thyroïde Mars 2016

I : la dose substitutive adéquate évaluée par 92 tests au Trh (Irma) s'avère être 1,84 +/- 0,53 microg/m²/J de LT4 maintient le Δ Tsh entre 4 et 20 microUI/ml. La boucle in utero de la T3 inverse réalise une anti-apoptose, pro-inflammatoire, pro-facteur de croissance tumorigène avec dépression de la respiration mitochondriale et stimulation réactionnelle nucléaire .De façon transgénérationnelle, la Trh interagit avec les récepteurs rétinoïdes et PPAR gamma et la T3 inverse qui a des effets anti-apoptotiques, pro-inflammatoires, et pro-facteurs de croissances tumorigènes, à quoi s'oppose la T3 L et/ou l'acide ascorbique pro-apoptotique anti-inflammatoire anti-facteurs de croissances anti-tumorigène via la respiration mitochondriale et les récepteurs des hormones thyroïdiennes Il existe un effet pro-apoptotique et anti-inflammatoire eu métabolisant de la T3 et/ou de l'acide ascorbique in utéro :

II : *M. S.T., 37 ans, habitant la région du Cap-Vert, est hospitalisé le 22 mars 1983 pour dyspnée d'effort et oedèmes généralisés.L'aspect et la disproportion entre l'âge et la taille du malade, le pouls à 39, la température à 36°, un psychisme juste passable associé à un nanisme disharmonieux nous ont orientés vers une affection thyroïdienne. L'examen clinique et paraclinique mettent en évidence une insuffisance cardiaque globale (ICG), avec un choc de pointe non visible ni palpable, une augmentation de l'aire de la matité cardiaque, des bruits du cœur assourdis et réguliers, un gros foie cardiaque avec reflux hépato-jugulaire un bas voltage généralisé à l'examen électrocardiographique et un gros cœur en « théière » à la radiographie. Il s'agit là d'un épanchement péricardique avec décompensation cardiaque globale. La peau est ouverte de xanthomes multiples[Pr.Birame Diop-Hald]. Le malade est aussi porteur d'une hernie de la ligne blanche sus ombilicale. Après confirmation biologique de l'hypothyroïdie suspectée cliniquement, il a été mis sous opothérapie progressive. Après un mois de traitement, nous assistons à une amélioration spectaculaire de l'ICG et à la disparition des xanthomes cutanés. Le bilan radiologique de notre malade nous a permis de mettre en évidence une ostéopathie hypothyroïdienne, de multiples calculs des voies urinaires cliniquement latents et une néphrocalcinose.[Pr. Yacouba Issagha Toure-Necker en affiliation]La recherche de l'étiologie de ces multiples calculs radio opaques nous révèle l'existence d'une acidose métabolique avec fonction rénale normale, sans trou anionique et d'une hypercalcémie.Une douleur persistante de l'hypochondre droit dans ce contexte nous a fait suspecter la possibilité d'une lithiase vésiculaire qui a été confirmée par l'échographie et la cholécystographie[Pr.Mamadou Lamine Diouf-Hald]*

	Avant traitement	Après 3 mois d'opothérapie	1984
Calcémie	114 mg/l	95 mg/l	109 mg/l
Calciurie	107 mg/l	100 mg/l	-
Auto-anticorps anti-thyroglobuline	Positif au 1/80 [Pr.J.-F. Bach-Necker,Paris]	-	-
Auto-anticorps anti – microsomaux	Positif au 1/100 [Pr.J.-F. Bach,Necker,Paris]	-	-
17 OH CS	2,95 mg/24 h (N = 3-8)	-	-
17 cétos	3,85 mg/24 h (N = 10-30	-	-
Glycémie	0,80 g/l	0,90 g/l	0,70 g/l
Créatininémie	10 mg/l	12 mg/l	10 mg/l
Réserve alcaline	7,9 mEq	9,5 mEq	2,16 mEq
Fixation /1321	Nette hypofixation	-	-
PTH	23 mg/l (N = 20-45)	-	-
25 OHD	14,8 ng/l (N = 5-30)	-	-
Réflexogramme achilléen	310 ms	-	-
Echographie	Thyroïde en place. Lithiase vésiculaire	-	-
Lipides totaux	10 g/l	7 g/l	8 g/l
Chlestérol	2,60 g/l	1,70 g/l	1,65 g/l
T3 test	Normal	-	-
TSH	189 mU/l	-	-
Thyroxine totale	T 19 nmol/l (N = 80-140)	Valeurs Normales	-
TTL T4 libre	3 µg/dl (N = 14-45)		-

II:Deux interventions chirurgicales successives ont permis d'extraire les calculs urétéraux calciques (cinq à gauche, deux à droite) et le calcul vésiculaire cholestérolique, et de faire la cure de la hernie ombilicale.Au cours de l'intervention sur les voies biliaires, le chirurgien [Pr.Baye Assane Diagne-Hald]découvre fortuitement un « kissing ulcer » du bulbe duodénal pour lequel il pratique une vagotomie tronculaire.Les suites opératoires ont été simples et le malade se porte bien actuellement sous opothérapie et alcalinisation discontinue..

IV : La formation d'un calcul résulte d'une cristallurie anormale secondaire à un déséquilibre du rapport saturation de l'urine/activité inhibitrice.

Les facteurs secondaires (génétiques ou métaboliques ou diurétiques) agissent sur des facteurs primaires (hyper saturation urinaire par pH urinaire, volume urinaire, concentration de citrate, magnésium...et activité inhibitrice réduite par pyrophosphates magnésium, glycoaminoglycans, citrate) pour donner une cristallurie anormale puis au Calcul . Quelques actions Immunes thyroidiennes:La thyroïde agit sur la dopamine, la synthèse des rétinoïdes, sur des gènes cytokine endocrine à travers Fas modulable par la Mitoxanthrone à effet somatostatine like dépendant des désiodases sélénocysteiniques.

Mots- clés

THYROIDE ; DOPAMINE ; RETINOIDES ;
CYTOKINES ;FAS ;SOMATOSTATINE ;SELENOCYSTEINE

COMMENTAIRES DE NOTRE EXPERIENCE DE L'HYPERCHOLESTEROLEMIE EN MEDECINE INTERNE DANS LE CENTRE HOSPITALIER UNIVERSITAIRE DE DAKAR SENEGAL

c- Les signes cardiovasculaires sont rapportés dans le tableau n. XXXVIII.

<u>Tableau n. XXXVIII</u> : Signes cardiovasculaires

Signes	Nombre de cas	Pourcentage
Hypertension artérielle	10 cas / 11	52 %
Bradycardie	9 cas / 23	40 %
Insuffisance cardiaque	7 cas	30 %
Angor	2 cas	8,4%
Infarctus	1 cas	4,1%

c-1 <u>L'hypertension artérielle</u>

Elle est retrouvée 10 fois sur 19 cas (52% des malades) où la pression artérielle a été signalée.

Cette hypertension artérielle atteint sept femmes et trois hommes.

L'âge varie entre 21 ans et 65 ans avec un âge moyen de 48 ans.

L'hypertension artérielle est permanente à l'exception de 2 cas (observation N. 5 et 8) ; elle est en outre, diastolique le plus souvent (6 cas) et plus rarement systolodiastolique (2 cas ; observations n. 4 et 18) ou bordeline (2 cas : observations n. 19 et 21).

La gravité de l'hypertension artérielle est parallèle à celle de l'hypothyroïdie : en effet dans 4 cas l'hypertension artérielle limite ou labile accompagne une hypothyroïdie modérée (observations n. 5, 8, 9, 21), et inversement l'hypertension artérielle sévère s'associe à une insuffisance thyroïdienne patente dans 5 cas (observations n. 4, 13, 18, 19, 23).

D'autres facteurs de risque accompagnent l'hypertension artérielle : l'hypercholestérolémie est retrouvée dans tous les 7 cas où elle a été recherche ; le diabète sucré existe en plus dans trois de ces cas ; enfin, dans 2 autres cas (observations n. 3 et 4), une hyperuricémie est retrouvée avec expression clinique à type de goutte dans l'observation n. 3.

c-2 <u>L'hypotension artérielle</u>

Elle paraît moins fréquente que l'hypertension artérielle et n'a été observée que dans 2 cas d'hypothyroïdie modérée, soit dans 8% des cas.

Les chiffres tensionnels sont de 8,5/6 et 9,5/7 respectivement dans les observations N. 22 et 11.

Cette hypotension artérielle est permanente, bien supportée et ne s'accompagne d'aucun signe évocateur d'insuffisance surrénalienne cliniquement.

c-3 <u>La bradycardie et les autres variations du pouls</u>

Sur nos 24 cas, il existe des variations du pouls comme l'indique le tableau XXXIX.

<u>Tableau n. XXXIX</u> : Variations du pouls

Variations du pouls	Nombre de cas	Pourcentage
55 à 60 pulsations par minute	9	39%
61 à 70 pulsations par minute	6	26%
71 à 80 pulsations par minute	7	30%
80 à 103 pulsations par minute	2	9%

- La bradycardie caractérisée par un pouls compris entre 55 et 60 pulsations par minute est présente chez 9 malades (soit 39%). Elle est régulière et ne s'accompagne de vertiges que dans 2 cas (observations n. 10 et 15) où le pouls est respectivement de 54 et 60 pulsations par minute. Cette bradycardie accompagne une hypothyroïdie patente 7 fois sur 9.

- Le simple ralentissement modéré du pouls compris entre 61 et 71 pulsations par minute est retrouvé chez 6 malades (soit 2%) dont 5 ont une hypothyroïdie patente.

- Le pouls compris entre 70 et 80 pulsations par minute, donc normal, est retrouvé dans 3 hypothyroïdies patentes dont 2 sont compliquées d'insuffisance cardiaque (observations N. 4 et 17). Ce pouls normal est en outre observé dans 3 autres cas d'hypothyroïdie modérée.

- La tachycardie est rare (2 cas) et modérée (81 à 103 pulsations par minute) ; dans l'observation n. 13, l'hypothyroïdie patente s'accompagne d'une insuffisance cardiaque globale en partie, d'origine hypertensive ; dans la seconde observation (n. 6), l'hypothyroïdie est fruste et s'accompagne d'une insuffisance cardiaque globale en partie d'origine asthmatique.

c-4- <u>L'insuffisance cardiaque</u>

Elle existe dans 7 cas (soit 30% des malades) où elle est globale débutante dans 3 cas (observations n. 15, 17, 18) et avérée dans 4 autres cas (observations n. 4, 6, 13, 23).

Le début, progressif le plus souvent (4 cas), est marqué par une dyspnée d'effort et des oedèmes des membres inférieurs ; parfois, l'insuffisance cardiaque survient brutalement, réalisant un tableau complet d'une part après la prescription de bétabloquants à la phase aiguë d'un infarctus myocardique dans l'observation n. 6.

La tachycardie n'est retrouvée que dans 2 cas alors que le pouls est normal dans 3 cas et même bradycarde dans l'observation n. 23.

Dans les 4 cas où le tableau est complet, il existe un suboedème aigu du poumon et un foie cardiaque. Sur le plan paraclinique, les 4 radiographies du coeur faites montrent une volumineuse cardiomégalie globale alors qu'à l'électrocardiogramme fait dans 5 cas, on retrouve un syndrome de surcharge ventriculaire gauche dans les observations n. 4, 6, 13 ,18 et un syndrome de surcharge ventriculaire droit dans l'observation n. 23.

c-5- <u>L'insuffisance coronarienne</u>

Retrouvée dans 7 cas (soit 29%), elle ne s'exprime cliniquement que dans 3 cas.

- Dans l'observation n. 2, il existe un angor d'effort réalisant une crise unique chez un homme de 60 ans et reconnu un an avant l'hypothyroïdie qui est modérée ; il n'y a pas de notion de limitation de périmètre de marche, ni d'invalidité, ni de traduction électrique ; l'évolution sous dérivé nitré retard, puis sous bétabloquant et DL thyroxine a été favorable.

Enfin, une hyperuricémie à 104 mg/l constitue le seul facteur de risque retrouvé dans ce cas qui ne présente pas d'autres complications.

- L'observation n. 17 concerne un angor d'effort remontant à 7 mois survenu chez une femme de 47 ans en l'absence d'une hormonothérapie, limitant le périmètre de marche à quatre cent mètres ; mais ce cas malheureusement n'a pu être exploré sur le plan électrique puisque perdue de vue avant le traitement.

L'hypothyroïdie patente dans ce cas s'accompagne d'une obésité de 97 kg pour 1,61 m et est compliquée d'une insuffisance cardiaque globale débutante.

- La troisième observation n. 4 est un infarctus myocardique survenant chez une femme de 62 ans.

Le tableau réalise une forme digestive caractérisée par une douleur précordiale atypique, brutale, marquée par des vomissements durant une semaine et spontanément résolutifs ; il n'y a pas de notion d'angor, ni d'hormonothérapie antérieurs.

Sur le plan électrocardiographique, cette nécrose myocardique est antéroseptale ; elle est biologiquement confirmée par une ascension des enzymes transaminases SGOT, lacticodéshydrogénase, créatinie phosphokinase.

Plusieurs facteurs de risque vasculaire (hypertension artérielle sévère à 14/12, obésité non chiffrée, hypercholestérolémie à 2,9 g/l, hyperuricémie latente à 79 mg/l) accompagnent cette insuffisance coronarienne qui s'est compliquée :

-	d'une défaillance cardiaque globale induite par un bétabloquant, puis récidivante malgré un traitement digitalodiurétique ;

-	d'une difficulté de réglage du traitement anticoagulant ;

-	et enfin surtout d'une récidive de l'infarctus myocardique compliquée d'une défaillance cardiaque globale.

L'hypothyroïdie pourtant patente, est tardivement reconnue à la récidive de l'infarctus et son traitement a aggravé la défaillance cardiaque.

- L'insuffisance coronarienne est exclusivement électrique dans 4 autres cas décrits dans l'étude de l'électrocardiogramme.

f- Signes musculaires

Le tableau n. XLIII rapporte les manifestations musculaires dans nos 24 cas d'hypothyroïdie.

<u>Tableau n. XLIII</u> : Manifestations musculaires dans 24 cas d'hypothyroïdie primaire

SIGNES	NOMBRE DE CAS	POURCENTAGE
Algies musculaires	3	12,5%
Hypertrophie musculaire	2	8 %
Faiblesse musculaire	1	4,1%

Les signes musculaires sont peu fréquents puisque retrouvés seulement chez 4 malades.

Ils sont de type varié : parfois, il s'agit de douleurs musculaires de localisation diffuse réalisant une crampe musculaire (observation n. 12) des algies dorsolombaires permanentes (observation n. 12) et des douleurs à la pression des muscles (observation n. 10).

La faiblesse musculaire s'associe aux douleurs dans l'observation n. 12.

La pseudomyopathie hypertrophique diffuse sans myotonie s'observe dans 2 cas. Elle réalise un morphotype androïde et s'accompagne de signes d'insuffisance gonadique à type de troubles de règles :

-       spanioménorrhée et calvitie totale chez une adolescente dans l'observation n. 16 ;

-       et aménorrhée muette chez une femme de 41 ans dans l'observation n. 15. Dans les 2 cas, l'hypothyroïdie est patente.

c - La cholestérolémie et les autres troubles lipidiques

c.1 - <u>La cholestérolémie</u>

En nous référant au travail de M. TOURE et Coll(**363bis**) qui fixent le taux normal du cholestérol total plasmatique, chez le sénégalais sain à 1,42 $\pm$ 0,30 g/l, nous avons trouvé une hypercholestérolémie dans 17 cas sur les 18 hypothyroïdies où le dosage a été effectué (soit 94% des cas).

Les taux d'hypercholestérolémie sont compris entre 1,76g/l (observation n. 3) et 3,5 g/l (observation n. 18) ; ils dépassent 2,5 g/l dans 10 cas (soit 60% des hypercholestérolémies) et se chiffrent à plus de 3g/l dans 6 cas.

L'hypercholestérolémie ne semble pas être associée avec l'évolutivité de l'hypothyroïdie: en effet, une cholestérolémie supérieure à 2 g/l accompagne autant d'hypothyroïdies anciennes que de cas récents ; de même, une hypercholestérolémie inférieure à 2 g/l est en rapport avec une hypothyroïdie patente (2 cas : observations n. 3 et 14), ou fruste (2 cas : observations n. 7 et 20).

En outre, la cholestérolémie n'est pas associée avec l'âge puisque l'âge moyen des malades reste compris entre 45 et 50 ans, que la cholestérolémie soit supérieure à 3g/l ou comprise entre 2 g et 3 g ou inférieure à 2 g/l.

Nous n'avons pu malheureusement pas déterminer le caractère familial ou non de l'hypercholestérolémie chez nos hypothyroïdiens.

c.2 - <u>Le cholestérol HDL</u>

M. TOURE et coll(**363bis**) ont déterminé chez le sénégalais sain, un taux normal de HDL cholestérol, compris entre 0,30 et 0,46 g/l ; chez nos 5 malades qui ont bénéficié du dosage de cette fraction lipidique, les taux sontt élevés et dépassent 0,47 g/l dans tous les cas ; le taux peut atteindre 1,15 g/l (observation n. 18) voire 2,26 g/l (observation n. 19) chez des diabétiques hypothyroïdiens dont l'hypercholestérolémie est majeure, dépassant 3,40 g/l.

L'indice d'athérogénécité : <u>Cholestérol total</u> dans nos 5 cas rapportés (tableau

N. XLVI), est

Cholestérol HDL

inférieur ou légèrement supérieur à la moyenne normale 4,44 bien que l'hypothyroïdie soit patente dans 4 cas sur 5.

Nous avons noté les deux diabétiques ont un indice d'athérogénécité qui varie du simple au double, mais toujours inférieure à la normale.

<u>Tableau n. XLVI</u> : Indice d'hétérogénécité dans 5 cas d'hypothyroïdie primaire

Observations	Cholestérol total en g/l	HDL cholestérol en g/l	Indice <u>Cholestérol total</u> HDL cholesterol
N. 19 (diabétique)	3,44	2,26	1,5
N. 20	1,87	0,61	3
N. 18 (diabétique)	3,5	1,15	3,3
N. 16	2,20	0,57	3,8
N. 15	2,60	0,47	5,5
Normal		0,3 à 0,46 g/l M. TOURE	3,44 chez la femme selon CASTELLI

c.3 - <u>L'hypertriglycéridémie</u>

Selon JOSSELIN, elle est en moyenne de 0,7 $\pm$ 10 g/l chez l'adulte sénégalais sain. Pour ce même auteur, les valeurs extrêmes sont de 0,3 et 1,36 g/l(**198bis**).

Sur la base de ces données, nous avons observé une hypertri-glycéridémie chez tous les quatre malades où le dosage a été fait.

Les valeurs varient entre 1,47 g/l (observation n. 7) à 2,95 g/l (observation n. 4).

Cette hypertriglycéridémie rentre dans le cadre d'une hyperlipémie mixte dans les quatre cas.

En conclusion, l'hypercholestérolémie est fréquente puisque retrouvée dans

94% des dosages; elle atteint 2,5 g/l dans 60% des cas et n'est associée ni à l'âge du malade, ni à l'ancienneté de l'hypothyroïdie. La fraction HDL cholestérol, constamment élevée dans 5 cas et surtout chez 2 diabétiques, s'accompagne d'un indice d'athérogénécité cholestérol total/cholestérol HDL, inférieure ou égale à la moyenne normale. Enfin, l'observation constante d'une hypertriglycéridémie recherchée chez 4 hyper-cholestérolémiques témoigne de l'existence d'une hyperlipémie mixte chez nos hypothyroïdiens.

d - La radiographie du coeur

Pratiquée dans 11 cas, elle retrouve constamment une cardiomégalie globale.

Tantôt, le volume de cette cardiomégalie est importante "en théière" 6 fois sur 11 cas, dans un contexte d'hypothyroïdie souvent patente (5 fois sur 6 cas).

En outre, cette cardiomégalie est un élément d'une insuffisance cardiaque globale dans 4 cas où l'image cardiaque est souvent importante tandis qu'elle témoigne probablement d'un épanchement péricardique latent dans 7 autres cas où le volume cardiaque est variable.

Enfin, la cardiomégalie n'est en accord avec le tracé électrique que dans la moitié des cas de suspicion d'épanchement péricardique.

En résumé, la radiographie du coeur découvre constamment une cardiomégalie globale tantôt de volume important alors en rapport avec une défaillance cardiaque globale survenant dans une hypothyroïdie patente, tantôt de volume discret et probablement dû à un épanchement péricardique parfois évoqué au tracé électro-cardiographique dans une hypothyroïdie modérée.

e - l'électrocardiogramme

Il a été pratiqué chez 19 malades (tableau n. XLVII).

<u>**Tableau n. XLVII**</u> **: Aspect électrocardiographique chez 19 hypothyroïdiens**

SIGNES	NOMBRE DE CAS	% DES CAS
Bradycardie : pouls inférieur à 60	8	42
Ralentissement modéré du pouls entre 61-70	6	31
Pouls normal 71 à 80	3	15
Tachycardie : pouls supérieur à 80	2	10
Microvoltage	15	79
Association bas voltage et pouls inférieur à 70 battements/mn	11	57
Association bas voltage et pouls normal	2	10
Trouble de la repolarisation et/ou bas voltage type péricardique	14	73
Ischémie myocardique	4	21
Infarctus myorcardique	1	5
Surcharge ventriculaire gauche	4	21
Surcharge ventriculaire droite	1	5

e.1 - <u>La fréquence</u> est caractérisée par un pouls inférieur à 70 pulsations par minute dans 14 cas sur 19 (soit 73%).

En effet, le tracé électrique montre :

- une bradycardie sinusale régulière inférieure à 60 pulsations par minute dans 8 cas (soit 42%) ;

- un ralentissement modéré du pouls compris entre 61 et 70 pulsations par minute dans 6 autres cas (soit 31%).

Les cas restants concernent :

- un pouls normal compris entre 71 et 80 pulsations par minute dans 3 cas (soit 15%);

- une tachycardie sinusale régulière avec un pouls supérieur à 80 dans 2 cas (soit 10%).

e.2 - <u>Le bas voltage</u>, défini par JOUVE et
BENYAMINE(**198ter**) comme une somme des voltages dans les trois dérivations
standards inférieure à 1,5 millivolts, était retrouvée chez 15 malades (soit 79%).

Ce bas voltage s'accompagne d'un pouls inférieur à 70 battements par minute
dans 11 cas, d'un pouls normal dans 2 cas et d'un pouls rapide supérieur à 80
pulsations par minute dans 2 autres cas.

e.3 - <u>Le tracé type péricarditique</u>

Il a réalisé des troubles de la repolarisation et/ou un bas voltage retrouvés
chez 14 malades (soit 73%).

Dans la forme typique, le bas voltage diffus s'accompagne de troubles diffus
et concordants de la repolarisation dans 5 cas à type d'aplatissement (observations
n. 5, 13, 16) ou inversion asymétrique de l'onde T (observations n. 10 et 23).

A ce tracé est moins évocateur quand au microvoltage diffus et à l'onde T
aplatie sur la plupart des dérivations, donc de type péricarditique, s'associe une
négativation de l'one T témoins d'une ischémie myocardique localisée dans 5 cas
(observations n. 4, 11, 12, 18 et 19).

L'aspect le plus dégradé et évoquant une péricardite est un bas voltage diffus
sans anomalie de la repolarisation retrouvée dans 4 cas (observations n. 1, 3, 6 et
14).

e.4 - <u>La nécrose myocardique</u>

Elle est retrouvée dans l'observation n. 4 réalisant un aspect QS en V1 et V2
sans courant de lésion et témoignant d'une nécrose myocardique antéroseptable que
nous avons décrite sur le plan clinique.

e5. - <u>L'Ischémie myocardique</u> : 4 cas (tableau n. XLVIII).

Elle est certaine dans l'observation n. 19 où il existait une ischémie cliniquement latente de topographie sous épicardique antérolatérale et latérale haute à type d'onde T inversée et symétrique en V1, V2, AVL et V6.

L'hypothyroïdie est sous traitement hormonal et remontait à 11 ans, réalisant un myxoedème typique accompagné d'une anémie hyposidérémique et d'un hypocorticisme probablement deutéropthique ; l'origine auto-immune atrophique thyroïdienne chez cette femme ayant un fils hyperthyroïdien est probable d'autant qu'il existe un diabète insulinotraité associé.

Outre le facteur de risque que constitue le diabète, on trouve une hypertension artérielle sévère et une hypercholestérolémie à 3,44 g/l d'origine probablement mixte (diabétique et hypothyroïdienne).

Enfin, une rétinopathie diabétique et hypertensive et une cataracte bilatérale débutante ont compliqué ce cas.

Dans 3 cas, l'ischémie myocardique latente reste une probabilité du fait d'un aspect négatif mais asymétrique de l'onde T au tracé électrique.

La topographie est postéro-diaphragmatique dans l'observation n. 18 et antéroseptale dans les observations n. 11 et 12.

Cette suspicion d'ischémie myocardique s'accompagne d'une insuffisance cardiaque gauche débutante dans l'observation n. 18. En outre, elle survient à l'occasion d'hypothyroïdie patente associée à un diabète et une hypertension artérielle dans l'observation n. 18 et à une hypercholestérolémie à 3 g dans les 3 cas.

      e.6- <u>Les signes de surcharge ventriculaire</u> observées dans 5 cas sont de type gauche dans 4 cas (observations n. 4, 6, 13, 19) et droit dans 1 cas (observation n. 23).

Le syndrome électrique associe une forte déviation axiale gauche avec hémibloc antérieur gauche et/ou une hypertrophie ventriculaire gauche dans les premiers cas et une forte déviation axiale droite avec hémibloc postérieur gauche, bloc de branche droit incomplet et hypertrophie ventriculaire droite dans l'observation n. 23.

En conclusion

L'électrocardiogramme a mis en évidence :

-   un rythme cardiaque sinusal souvent inférieur à 70 pulsations par minute dans 73% des cas, normal compris entre 71 et 80 dans 15% des cas et une tachycardie plus rarement (10% des cas) ;
-   un tracé de type péricarditique fréquent dans 73% des cas;
-   une insuffisance coronarienne dans un quart des cas ;
-   et un syndrome de surcharge ventriculaire gauche ou droit dans un quart des cas.

5.1 - <u>L'insuffisance coronarienne</u>

Elle est présentée dans 7 cas ; ses caractères sont rapportés dans le tableau n. LV.

<u>Tableau n. LV</u> : **Caractères de l'insuffisance coronarienne dans nos 24 cas d'hypothyroïdie primaire**

Insuffisance coronarienne		Facteur de risque vasculaire				Hypothyroïdie patente	Défaillance cardiaque
Type	Nombre	HTA	Hypercholes-térolémie	Diabète	Hyperu-ricémie		
Infarctus myocardique révélateur et récidivant	1	1	1	0	1	1	1
Angor d'effort révélateur	2	1	1	0	1	2	1
Ischémie myocardique localisée latente	4	2	4	2	0	4	1
	7	4	6	2	2	7	3

L'insuffisance coronarienne à expression clinique (infarctus ou angor) est révélatrice dans 3 cas, elle est latente et à type d'ischémie myocardique, localisée dans 4 cas.

L'âge moyen de ces infarctus coronariens est de 54 ans. Les facteurs de risque accompagnent les coronarites dans l'ordre de fréquence suivant :

-        l'hypercholestérolémie constamment présente ;
-        l'hypertension artérielle dans plus de la moitié des cas (4 fois sur 7 cas)
         ;
-        le diabète et l'hyperuricémie chacun dans 2 cas sur 7.

L'étiologie de l'insuffisance coronarienne apparaît pluri-fonctionnelle par le biais des facteurs de risques intriqués, qui constituent un terrain de prédilection de l'athérosclérose.

Le rôle de l'hypothyroïdie paraît probable puisqu'elle est patente dans les 7 cas. Cependant, le traitement hormonal tardif de ces formes d'hypothyroïdie évoluée favorable sous béta-bloquant et/ou dérivés nitrés dans les observations n. 2, 13 et 18 révèle l'ischémie myocardique dans l'observation n. 19 et aggrave l'infarctus myocardique récidivant, compliqué de défaillance cardiaque globale dans l'observation n. 4.

5.2 - <u>L'insuffisance cardiaque</u>

Elle est globale dans les 7 cas retrouvés (soit 29%).

Elle se caractérise cliniquement par une tachycardie observée seulement dans 2 cas. Les signes radiographiques et électrocardiographiques sont typiques, bien que portant les stigmates d'un épanchement péricardique souvent associé.

L'origine de l'insuffisance cardiaque globale paraît hypertensive dans l'observation n. 23 où l'évolution est favorable sous régime désodé et diurétique avant la mise en route de l'hormonothérapie thyroïdienne.

*   Dans les observations n. 4, 13 et 18, l'origine de l'insuffisance
         cardiaque paraît mixte : hypothyroïdienne et hypertensive.

*   Dans l'observation n. 4, l'insuffisance cardiaque globale ischémique
         d'abord induite par des béta bloquants a récidivé malgré un traitement
         digitalo diurétique bien conduit. Cette évolution pourrait être due à
         l'hypothyroïdie dont le traitement tardif a cependant aggravé la

défaillance cardiaque.

*   L'observation n. 13 concerne une hypertension artérielle ou l'insuffisance cardiaque globale s'est d'abord aggravée au début de l'hormonothérapie par l'apparition d'un épanchement pleural abondant, riche en protéine (5,9 g/l), mais non inflammatoire et paradoxalement myxoedémateux. La ponction pleural évacuant 1,6 l et le traitement diurétique sous hormonothérapie a permis la guérison de l'insuffisance cardiaque.

*   La dernière observation n. 18 se rapporte a une diabétique hypertendue chez qui l'insuffisance cardiaque probablement globale et débutante a évolué favorablement sous hormonothérapie seule témoignant d'une origine hypothyroïdienne.

Parmi les 3 cas où la défaillance cardiaque globale survient en dehors d'une hypertension artérielle, l'origine myxoedémateuse est certaine dans l'observation n. 15 où une forme débutante s'est améliorée sous hormonothérapie seule tandis que cette étiologie est plutôt probable dans l'observation n. 17 où malheureusement la malade perdue de vue n'a pas été traitée ; à l'inverse, une origine hypothyroïdienne est incertaine dans l'observation n. 6 qui, d'une part, se présente comme un état de mal asthmatique et qui, d'autre part, s'est améliorée sous traitement diurétique.

5.3 - <u>La péricardite</u>

Elle est fréquente 19 fois sur 21 où l'électrocardiogramme ou la radiographie du coeur ont été pratiqués. Son diagnostic repose sur :

-   des signes cliniques dans 8 cas,

-   des singes radiologiques dans 11 cas dont 6 cliniquement latents,

-   et surtout des signes électrocardiographiques dans 13 cas dont 8 sont cliniquement latents.

<u>Le contexte clinique</u> est souvent une défaillance cardiaque globale (**7 cas : observations n. 1, 4, 6, 13, 23, 15 et 18**). Parfois, il existe un anasarque fait d'oedème mais avec ascite (observation n. 1) recherchée. Ce signe constitue le seul

élément faisant évoquer la péricardite dans 5 cas (observations n. 7, 8, 9, 15 et 21).

<u>L'aspect électrocardiographique</u> est varié comme nous l'avons déjà vu.

<u>Cette péricardite souvent bien tolérée</u> (11 fois sur 19) élément d'un anasarque isolé (observation n. 12) régresse sous hormonothérapie et apparaît d'une origine myxoedémateuse. Elle ne participerait qu'en partie à la défaillance cardiaque liées à d'autres causes et régressant en l'absence d'hormonothérapie.

En résumé : les complications de l'hypothyroïdie primaire sont dominées par:

- l'épanchement péricardique (90% des cas) latente 10 fois sur 19 cas et probablement d'origine hypothyroïdienne ;

- l'insuffisance cardiaque (29% des cas) globale marquée par une tachycardie rare (2 fois sur 7), une fréquente association probable à un épanchement péricardique latent et une étiologie souvent hypertensive et hypothyroïdienne (3 fois sur 7), parfois, exclusivement myxoedémateuse (2 fois sur 7) ;

- l'insuffisance coronarienne (29% des cas) :

* d'expression clinique et révélatrice (3 fois sur 7),

* accompagnée d'hypercholestérolémie constamment d'hypertension artérielle (4 fois sur 7) et de diabète ou d'hyperuricémie chacun dans 2 cas sur 7,

* et parfois iatrogène (2 fois sur 7).

3 - LES MANIFESTATIONS CARDIOVASCULAIRES

Les manifestations cardiovasculaires sont les plus fréquentes et font toute la gravité de l'hypothyroïdie.

a - <u>La bradycardie</u>

Elle est franche, inférieure à 60 battements par minute chez 39% des malades tandis que chez 7 autres malades, elle est plus modérée. La corrélation avec la sévérité du tableau clinique est nette puisque chez 12 malades sur 15 présentant une bradycardie, l'hypothyroïdie est cliniquement patente. Cependant, chez une malade, la bradycardie n'est pas évidente ; elle est même remplacée par une tachycardie en cas d'insuffisance cardiaque. Cette circonstance a déjà été rapportée par des auteurs tels que WATANAKUNAKORN(**381**) et KARTUN(**203**) qui ne retrouvent la bradycardie que dans 13,7% et 50% des cas respectivement.

b - <u>L'hypertension artérielle (H.T.A.)</u>

Nous l'avons retrouvée parmi 52 des malades chez qui la tension artérielle a été notée. Elle affecte particulièrement 7 femmes et 3 hommes relativement jeunes puisque leur âge moyen est de 48 ans ; sa sévérité est corrélée avec celle de l'hypothyroïdie et elle s'accompagne pratiquement toujours d'une hypercholestérolémie et dans certains cas d'autres facteurs de risque (diabète, obésité).

La fréquence de cette hypertension artérielle dans une courte série comme la nôtre a constitué une particularité puisque la plupart des auteurs font étt de fréquence moindre : 18% pour WATANAKUNAKORN(**381**), 33% pour LINQUETTE(**231**).

La relation de cause à effet entre l'hypothyroïdie et l'hypertension artérielle est d'autant moins discutable que les sujets sont jeunes et qu'aucun autre facteur de risque vasculaire n'est retrouvé(**196**).

Chez les hypothyroïdiens plus âgés, on a constaté que l'hypertensoin artérielle est significativement plus élevée que dans la population générale de même âge. Son association avec l'hypercholestérolémie constante dans notre série et retrouvée par d'autres auteurs a rendu hautement probable son origine athéromateuse. Sa fréquence élevée dans notre série rendent compte probablement d'une durée d'évolution prolongée. Une hormonothérapie substitutive précoce permet selon J. JOLY(**196**) une évolution favorable de l'hypertension artérielle.

c - L'hypotension artérielle

Elle a été beaucoup plus rare (2 ca dans notre série) et 0,75% selon WATANAKUNAKORN(**381**) ; elle peut cependant selon certains auteurs(**381**) entraîner un syndrome d'insuffisance circulatoire périphérique diffuse, ce que nous n'avons pas observé.

d - L'insuffisance cardiaque

Nous avons rapporté 7 cas d'insuffisance cardiaque (30%) : il s'agit sur <u>le plan clinique</u> d'une défaillance cardiaque à coeur lent (2 cas) ou à pouls normal (3 cas) ; il n'existe aucune autre particularité sémiologique : l'insuffisance ventriculaire est globale, 5 fois sur 7, gauche dans 1 cas et droite dans le dernier cas.

La fréquence de l'insuffisance cardiaque est diversement appréciée par les auteurs : certains comme KARTUN(**203**), JOLY(**196**) l'estiment rare. Pour d'autres, elle a été de 10,5% (WATANAKUNAKORN(**381**), en comparaison, l'insuffisance cardiaque paraît donc particulièrement fréquente chez les malades de notre courte série ; cette diversité dans l'appréciation de sa fréquence pourrait être liée à la difficulté de son diagnostic différentiel avec l'anasarque myxoedémateuse(**196**).

<u>Sur le plan étiologique</u>, son origine est souvent mixte : chez nos malades, cette origine est hypertensive et myxoedémateuse dans 2 cas : il est difficile en l'absence d'une étude échocardiographique de faire la part respective de l'HTA et de l'infiltration myxoedémteuse dans le déterminisme de la défaillance cardiaque; cependant, la nécessité d'associer à l'hormonothérapie substitutive un traitement antihypertenseur a permis à posteriori d'affirmer l'origine mixte de l'insuffisance cardiaque. Par contre, le rôle prédominant de l'ischémie myocardique semble plus net dans l'observation n. 4 où l'insufisance cardiaque survient chez un coronarien connu dès le début du traitement hormonal.

Dans les autres cas, l'origine de l'insuffisance cardiaque semble monofactorielle : hypertension artérielle dans 1 cas où le seul traitement diurétique a permis la réduction de la défaillance cardiaque, un coeur pulmonaire aigu d'origine asthmatique dans un 2ème cas ; enfin une cardiomyopathie myxoedémateuse pure dans les 2 derniers cas ; cette cardiomyopathie myxoedémateuse est en rapport avec une infiltration des fibres musculaires lisses par l'oedème mucoïde, infiltration démontrée histologiquement et entaînant un épaississement du muscle ventriculaire gauche ainsi que le montre l'échocardiographie(**196**) ; la régression rapide du tableau clinique sous hormonothérapie substitutive seule, telle que nous l'avons observée chez l'un de nos malades est un argument supplémentaire en faveur de cette étiologie.

Le rôle exact d'une éventuelle péricardite reste difficile à apprécier puisque son expression demeure exclusivement électrique dans les 7 cas d'insuffisance cardiaque.

L'étude électrocadiographique réalie chez 5 malades sur 7 ne comporte aucune particularité : les anomalies se résument en des signes de surcharge ventriculaire gauche (4 cas) ou droite (1 cas) associée à un bas voltage et à des troubles de repolarisation propres à la péricardite.

La radiographie du coeur retrouve constamment une importante cardiomégalie sans particularité.

e - L'insuffisance coronarienne

L'atteinte coronarienne est diagnostiquée chez 7 malades ; elle s'exprime cliniquement par un angor d'effort dans 2 cas et par un infarctus du myocarde récidivant chez les 4 autres malades.

Son origine est là encore multifactorielle puisque nous retrouvons une hypercholestérolémie 6 fois sur 7 cas d'hypothyroïdie patente évoluant depuis plusieurs années, une hypertension artérielle 4 fois, un diabète 2 fois sur 7.

L'interprétation des perturbatins de l'électrogenèse cardiaque est souvent difficile : l'inversio et l'aplatissement de l'Onde T pourrait être le fait d'une insuffisance coronarienne, d'une péricardite ou de l'infiltration myxoedémateuse du myocarde(**196**) ; dans ces deux derniers cas, les anomalies disparaissent sous hormonothérapie substitive ; ces faits expliquent probablement la difficulté de chiffrer avec précision la fréquence de l'insuffisance coronarienne au cours de l'hypothyroïdie ; elle est estimée entre 8 et 11% lorsqu'elle s'exprime par un angor(**51, 381**), à 3% lorsqu'elle se complique d'infarctus, entre 36,25 et 93% lorsqu'elle est d'expression électrique exclusive(**51, 381**).

f - La péricardite

La péricardite est la complication cardiaque la plus fréquente : elle est présente chez 19 de nos malades (97% des cas). Son diagnostic repose sur les données radiologiques et/ou électriques, car elle reste remarquablement bien tolérée sur le plan fonctionnel ; cependant, elle participe à tous nos cas de défaillance cardiaque.

Sur le plan radiologique, elle est responsable mais pas tojours(**196**) d'une cardiomégalie ; le tracé électrocardiographiqe a un aspect variable dominé par les troubles de la repolarisation diffus concordants associés au bas voltage et à des variations de l'onde T. Aucune ponction péricardite n'a été pratiquée chez nos malades.

La grande fréquence de la péricardite au cours de l'hypothyroïdie et une donnée classiquement rapportée par toutes les études antérieures(**119, 196**).

Celles basées sur l'angiocardiographie et plus récemment sur l'échocardiographie trouvent une fréquence allant de 70 à 100% (**230, 311**) quel que soit le stade clinique de l'insuffisance thyroïdienne ; dans les formes fruste, la constatation de troubles de la repolarisation à l'électrocardiogramme expose au diagnostic erroné de coronarite.

Cette difficulté bien réelle en pratique peut être lourde conséquences : s'il est particulièrement déconseillée de donner de l'hormone thyroïdienne à un coronarien, il est par contre bien regrettable de poser à tort un diagnostic de coronarite qui va peser sur tout l'avenir d'un patient atteint seulement d'une hypothyroïdie facilement curable ; c'est pourquoi, certaines nuances électrocardiographiques prennent toute leur valeur ; lorsqu'il existe un décalage du segment ST, il reste toujours faible de l'ordre du millimètre en cas d'hypothyroïdie et l'onde T négative n'est jamais pointue ni symétrique ; par contre des troubles primaires de repolarisation localisée ne sont pratiquement jamais liés à l'hypothyroïdie.

g - Les autres complications vasculaires

Nous n'avons observé aucun cas d'artériopathie des membres inférieurs, ni d'insuffisance cérébrovasculaire parmi nos malades, il faut cependant souligner avec J. JOLY(**196**) la difficulté du diagnostic clinique d'artérite des membres inférieurs chez l'hypothyroïdien : la relative impotence des membres, les pieds froids, la difficulté de palper les artères distales, la petitesse du pouls sont autant d'obstacles au diagnostic ; il serait intéressant d'entreprendre ultérieure une étude comportant une exploration au Doppler chez les hypothyroïdiens ; de même l'absence d'une étude échocardiographique ne nous permet pas d'apprécier l'existence d'autres complications cardiaques telles que le prolapsus valvulaire ou une cardiomyopathie myxoedémateuse(**162, 296, 324**).

7 - LES SIGNES MUSCULAIRES

Nos constatations quant à la fréquence des algies musculaires (12,5%) rejoignent celles de WATANAKUNAKORN(**381**) (10,25%). BLOOMER et KYLE(**51**), COLLINS(**81**) trouvent cependant des chiffres plus élevés (31 et 72%). Ces algies consistent en un enraidissement douloureux des muscles surtout au réveil avec "dérouillage" pénible des mouvements ; elles s'accompagnent d'une faiblesse musculaire, une malhabilité des mains ou des doigts s'aggravant à la fatigue avec des crampes musculaires.

La pseudomyopathie avec hypertrophie musculaire diffuse (2 cas de notre série) est en réalité beaucoup plus grave puissque WATANAKUNAKORN(**381**) n'en dénombre que 1,25% dans une série de 400 malades. Aucun de nos 2 malades ne présente une réaction pseudomyotonique par lenteur de la décontraction que l'on observe dans la moitié des cas(**364**). Nous n'avons non plus observé de forme avec atrophie rhizomélique, ni de syndrome de KOFFMAN.

Une étude plus complète des manifestations musculaires avec enregistrement électromyographique au cours de l'hypothyroïdie est en cours à partir de nos cas et des cas ultérieurs ; elle permettra d'en préciser les manifestations cliniques, biologiques et électriques chez nos malades.

1 - L'HYPERCHOLESTEROLEMIE

Elle est quasi constante, présente chez 17 malades sur les 18 chez qui le dosage a été effectué (94% des cas) ; elle ne s'accompagne d'aucun signe cutané mais est très souvent associé à unou plusieurs autres facteurs de risque vasculaire : hypertension artérielle (6 cas), diabète (2 cas), obéisté (5 cas) ; l'hypercholestérolémie s'accompagne d'une fraction HDL élevée et d'un indice d'arthérogénécité CT/CHDL indiquant un risque inférieur ou égal à la moyenne générale ; il importe de souligner cependant qu'une telle hypercholestérolémie a déjà été notée dans une étude antérieure menée dans une population d'obèses africains(**122**).

Nous n'avons malheureusement pas pu déterminer par une enquête familiale, la part de l'hérédité dans la genèse de l'hypercholestérolémie chez nos malades ; de tels facteurs génétiques ont pu être retrouvés par différents auteurs. Dans tous les cas, la fréquence de l'hypercholestérolémie au cours de l'hypothyroïdie a été de constatation courante. Notre étude a confirmé dans ce sens celles de WATANAKUNAKORN et Collaborateur(**381**) d'une part, et de BLOOMER et KYLE(**51**) d'autre part qui rapportent respectivement une fréquence de 81,5% et 84%. Cette quasi constance de l'hypercholestérolémie dans l'hypothyroïdie en fait un élément du diagnostic positif bien que non spécifique(**134, 158**).

L'hypercholestérolémie accompagne une hypertriglycéridémie chez les malades ayant bénéficié de ce dernier dosage (4 cas). La fréquence de l'hypertriglycéridémie est estimée à 60% des cas d'hypothyroïdie(**116**) mais son association à une hypercholestéromie serait plus rare et témoignerait davantage d'une prédisposition génétique à l'hyperlipidoprotéinémie primitive(**23**). Sous hormonothérapie substitutive, le rapport triglycéride/cholestérol s'élèverait.

c - L'hypercholestérolémie

Nous avons déjà vu que sa quasi constance au cours de l'hypothyroïdie en fait un élément d'orientation du diagnostic positif ; pour notre part, nous l'avons considéré, sinon comme une véritable pathologie associée, du moins un réel facteur de risque vasculaire. Cependant, sa fréquence pour BASTENIE(**29**) FOWLER(**133**) et STAR, elle est beaucoup plus rare pour FOURNIER(**121**), NILSSON(**281**) et KUTTY(**215**) ; ce dernier auteur a estimé à 20% la fréquence des hypothyroïdies à cholestérolémie normale.

d - L'électrocardiogramme

Il confirme la bradycardie sinusale dans 42% des cas et son aspect (microvoltage et troubles diffus et concordants de la repolarisation) est comparable avec le diagnostic d'hypothyroïdie dans 73% des cas ; des signes d'ischémie sont retrouvés dans 21% et un infarctus dans 4%.

Des séries plus importantes rapportées par WATANAKUNAKORN(**381**) et BLOOMER et KYLE(**51**) donnent des taux comparables : 36% et 93% de tracés compatibles avec le diagnostic. Pour EVERED(**116**), le tracé est compatible avec une insuffisance thyroïdienne dans 28% des formes infracliniques, dans 39% des formes pauci-symptomatiques et dans 60% des formes patentes.

e - La radiographie du coeur

Dans notre étude, la radiographie du coeur a découvert dans 100% des cas, une cardiomégalie globale, tantôt importante et en rapport avec une défaillance cardiaque globale, tantôt discrète et probablement due à une épanchement péricardique(parfois évoquée au tracé électrocardiographique).

La cardiomégalie est retrouvée dans 41% des cas selon KARTUN(**203**).
Modérée dans la plupart des cas, la cardiomégalie est monstrueuse 5 fois sur 29 cas de KARTUN, réalisant alors une cardiomégalie symétrique avec un index cardiothoracique de 0,7. Le caractère peu battant de ce coeur n'a malheureusement pas été étudié chez nos malades. Les bases pulmonaires sont

habituellement claires. Cette cardiomégalie évoque en premier chef un épanchement péricardique en concordance habituellement bonne mais non absolue avec l'électrocardiogramme(**196**).

IV - LA CLASSIFICATION BIOCLINIQUE

Nos 24 cas d'hypothyroïdie se répartissent selon la classification de BASTENIE(**37**) en 75% de formes symptomatiques patentes ou stade I et 25% des formes frustes ou stade II. Nous n'avons observé aucune des formes asymptomatiques purement biologiques appelées stades II et IV. Ces dernières sont caractérisées :

* **pour le stade III** par une tri-iodothyroninémie normale, une thyroxinémie normale et une thyréostimulinémie basale élevée.

* **pour le stade IV** par une tri-iodothyroninémie normale, une thyroxinémie normale, une thyréostimuline basale et un test à la thyréostimuline releasing hormone positif.

Ainsi, depuis la mise en évidence de ce caractère graduel de l'hypothyroïdie, les séries comportent des formes asymptomatiques diagnostiquées par EVERED et HALL(**117**) par exemple sur la base d'un contexte anamnestique particulier caractérisé par la notion de goitre familial, d'ophtalmopathie dysthyoïdienne isolée, de vitiligo, ...

Ailleurs, le dosage systématique de la thyréostimuline résume les circonstances de découverte de ces formes occultes.

En résumé

Notre série concerne uniquement des formes symptomatiques donc évoluées contrairement aux séries actuelles. Ce fait s'explique probablement par la consultation tardive de nos malades d'une part et la pratique peu courante du dosage de la thyréostimulinémie qui devrait être entreprise systématiquement en cas d'antécédents familiaux de dysthyroïdie.

Ce sont les complications cardio-vasculaires qui constituent en fait le motif de consultation le plus fréquent, et elles seules confèrent à notre série son originalité. L'hypertension artérielle retrouvée chez 52% des malades est plus fréquente dans nos cas que dans ceux de la littérature européenne (381,387), elle se complique elle-même d'insuffisance cardiaque (30% des cas), et/ou une insuffisance coronarienne. Cette fréquence est probablement sous estimée dans notre courte série, du fait de nos moyens de diagnostic limités. Il en est de même de la péricardite diagnostiquée radiologiquement et électriquement chez 79% de nos malades alors que diverses études basées sur l'échocardiographie la retrouvent entre 70 et 100% des cas(**230**).

b - L'hypercholestérolémie est quasi constante (95% de nos cas) témoignant de la grande fréquence des troubles du métabolique lipidique. Pourtant, cette hypercholestérolémie se particularisent chez nos malades par un taux d'HDL cholestérol élevé et un indice d'arthérogénécité inférieur ou égal à la moyenne générale. Cependant, ce fait devra être confirmé par des études ultérieures portant sur de plus grandes séries : ce taux d'HDL déjà rapporté dans une population d'obèses sénégalais(**122**) est surprenant et difficile à interpréter puisqu'il s'observe également chez des hypothyroïdiens présentant une insuffisance coronarienne.

TABLE DES MATIERES